닥터 조홍근의
당뇨병 거뜬히 이겨내기

「닥터 조홍근의」 올바른 지식이야말로
당뇨병을 예방하고 이겨내는 첫걸음입니다.

당뇨병
거뜬히
이겨내기

조홍근 지음

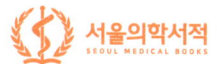
서울의학서적
SEOUL MEDICAL BOOKS

고(故) 허갑범 선생님(1937~2020)을 추모하며

　의과대학 내과 실습 과정이었습니다. 허갑범 선생님의 회진은 무척 길었습니다. 환자의 침상에서, 병실 복도에서, 심지어 휴게실에서도 질문과 토론은 끝이 없었습니다. 교과서 내용을 물으시는 것이 아니라, 각자 맡은 환자에 대해 실질적인 질문과 대답, 토론이 오갔습니다. 나중에 의대 교수가 되어 보니 그렇게 학생과 전공의에게 시간을 내어주는 것은 정말 힘든 일이었습니다. 선생님은 이미 삼십 년 전부터 문제 해결과 토론식 교육을 도입한 선각자이자, 후학들에게 기꺼이 시간을 내어주신 부지런한 스승이셨습니다.

　전공의 1년차에 내분비내과를 돌며 몇 년 만에 선생님을 다시 뵈었습니다. 그때 선생님은 제 인생에 중요한 화두를 주셨는데 바로 '대사증후군'이었습니다. 선생님은 서양 교과서를 추종하는 대신 우리나라 환자를 돌보면서 발견되는 문제점, 즉 당시 이론으로는 설명할 수 없는 심장병과 당뇨병 사이의 몇 가지 관련성에 대해 고민하셨습니다. 그 고민은 엉뚱한 곳에서 해결의 실마리를 찾습니다. 1988년 미국 당뇨병 학회에서 리븐Reaven 교수가 처음으로 주창한 X 증후군Syndrome X이었습니다. 나중에 대사증후군이라는 이름으로 널리 알려진 질병입니다. 선생님께서는 이 질환의 임상적 중요성과 의미를 동료와 후학에게 가르치셨는데 마침 그때 그곳에 제가 있었습니다. 무슨 운명처럼 선생님의 한마디 한마디가 머리를 때리고 가슴을 울렸습니다. 그 자리에서 앞으로 의사로서의 인생을 인슐린 저항성과 지질대사 연구를 위해 살겠다고 결심했습니다.

선생님은 인슐린이 모자라서 당뇨병이 생긴다는 당시의 지배적인 패러다임에 의문을 제기하고 본인의 경험과 자료에 근거하여 인슐린 저항성의 개념을 도입하셨고, 많은 비판과 반대를 무릅쓰고 실증적 자료와 임상적 연구를 통해 인슐린 결핍과 더불어 인슐린 저항성이 한국인 당뇨병의 발생에 실질적으로 기여함을 증명하셨습니다. 내분비내과, 그 중에서도 당뇨병을 전공하셨지만, 당뇨병이 혈당의 문제만이 아니라 사실은 혈관병이라는 것을 누구보다도 먼저 인지하고 열린 마음으로 심장내과, 신장내과, 신경과, 영양학 등의 공동연구를 선도하셨습니다. 그 결과물이 대사증후군 연구회이고, 여러 학과의 전문가가 공동 집필하여 현재 2판까지 출간된《대사증후군》이라는 책입니다. 당뇨병과 심장병 예방은 학제간 협력은 물론 정책적인 지원이 필요하다는 것을 일찍이 간파하셔서 서울시 대사증후군 사업단의 시작에 중요한 역할을 맡으셨습니다.

선생님은 제가 아는 한 그 시절에 영양학을 강조한 유일한 의사였습니다. 대부분의 의사가 자기 전공에 매몰되어 환자를 하나의 질병으로 축소해 보는 오류를 범하는데, 선생님은 질병의 표면적 이유를 넘어 그 질병이 생기는 생활습관의 문제까지 통찰하셨고, 단순히 약만 주는 혈당조절이 아니라 환자의 식사와 습관을 바꾸는 교육을 중요하게 생각하셨습니다. 스승과 제자의 관계에도 인연이 있습니다. 저는 선생님의 질병과 치료에 대한 전체적 비전에 전적으로 동의하고 스폰지처럼 받아들였는데, 알고 보니 선생님이라는 거인의 어깨에서 더 넓은 지평을 보는 은혜를 입었습니다. 선생님이 늘 말씀하시던 '나라를 치료하는 대의大醫'는 못 되었지만, 적어도 '질병이 아니라 사람을 치료하는 중의中醫'는 되지 않았을까 생각해봅니다.

학자로서, 의사로서 선생님은 외국의 지식을 그대로 수입해서 전파하는 지식 수입상이 아니라 이 나라 이 땅의 환자만이 갖는 고유한 특성을 근거로 질병의 기전을 밝히고, 세계적 보편성을 기반으로 하지만 우리나라 특유의 개별적 특성을 감안한 치료법을 개발하신 독립적이고 자주적인 지식인입니다.

한 인간으로서 선생님은 도대체 적이 없는 무골호인이셨습니다. 그렇게 오랫동안 뵈었지만 남을 비난하는 모습을 보지 못했습니다. 모든 사람을 다 좋게 보는 것이 선생님의 장점이자 약점이었습니다. 의지는 굳으나 방법은 부드러웠으며 누구에게나 아버지처럼 자애로우셨습니다. 제가 내분비학을 지원했다가 피치 못할 이유로 심장내과를 전공하며 하직 인사를 드릴 때도 오히려 심장내과에서 당뇨병의 끝인 혈관을 잘 공부하라고 격려하셨습니다. 심장내과 임상강사가 되어 고혈압과 인슐린 저항성에 대한 연구를 하려 했지만 연구비가 없어 고심할 때 내분비학 세미나에서 연구 계획을 발표하게 배려하셔서 내분비내과 연구비를 받게 해주셨습니다. 아마 전무후무한 사건일 것입니다. 영국에서 교환교수로 근무할 때는 스승으로서가 아니라 연구 동료로서 여러 가지 조언을 해주신 덕분에 한국인의 작고 조밀한 LDL의 특징과 인슐린 저항성에 대한 논문을 쓸 수 있었습니다. 이화여대 교수를 사직하고 모교에서 연구전임 교수를 할 때 의사가 임상을 떠나면 연구의 감이 떨어진다고 선생님 병원에서 환자를 진료하게 해주시고 생활에 도움도 주셨습니다. 연구를 계속하고 싶었지만 사정이 여의치 않아 마침내 학교를 떠나 개업을 할 때 선생님은 너무나 아쉬워하시면서도 앞날을 축복해주셨습니다.

전공의로서 선생님을 처음 뵈었을 때 선생님의 연세가 지금의 제 나이인데, 돌이켜보면 당시 이미 대학자이자 명의였음을 새삼 깨닫게 됩니다. 제자가 스승보다 잘 되어야 은혜에 보답하는 길인데, 아직은 아닌 것 같습니다. 이 책을 통해 당뇨병 조절과 예방에 도움을 받았거나, 환자를 치료하는 데 도움을 받은 독자가 있다면 그 공은 저자가 아니라 사모하는 스승이자 아버지와 같은 고 허갑범 선생님께 돌아가야 할 것입니다.

훌륭한 의사로서, 큰 학자로서, 무엇보다 좋은 사람으로서 살다 가신 허갑범 선생님께 때 늦은 이 책을 삼가 헌정합니다.

제자 조홍근 올림

들어가는 말

'왜 사람들은 이상한 것을 믿는가?' –마이클 셔머

    오랫동안 당뇨인을 치료하면서 적지 않은 사람이 논리도 없고, 근거도 없고, 출처도 의심스러운 사이비 의학을 덮어 놓고 따르다가 치료 시기를 놓치거나, 회복 불가능할 정도로 몸이 상하는 안타까운 모습을 자주 봅니다. 설상가상으로 유튜브 등 새로운 미디어의 등장으로 오로지 돈을 목적으로 한 유해한 컨텐츠가 의학의 이름으로 양산되어 수많은 사람의 건강을 심각하게 위협하기에 이르렀습니다. 진료실에서 만나는 환자들만 올바른 방향으로 이끌고 교육하기에는 사이비 의학의 영향력과 범위가 너무나 크고 무차별적입니다. 궁하면 통하고, 적에게 배운다고 이런 위태로운 상황을 바로잡기 위해 저도 블로그, 페이스북, 유튜브를 시작하게 되었습니다. 모든 사람이 믿을 만한 연구와 최신 근거를 기반으로 한 올바른 의학 지식에 손쉽게 접근할 수 있는 대항 미디어를 만들자는 생각이었습니다. 이 책은 이런 노력의 '물질적 결과물'입니다.

이 책은 일차적으로 현재 당뇨병을 앓는 당뇨인을 위해 쓴 것입니다. 병을 이해하고 스스로 조절하는 데 도움이 될 올바른 정보를 담았습니다. 당뇨인이 일상에서 겪는 식사와 운동, 수면, 스트레스 관리 등을 포괄하였고, 특히 식사에 대해 많은 부분을 할애했습니다. 그러나 이 책은 당뇨인만을 위한 것은 아닙니다. 지금은 건강하지만 당뇨병을 걱정하고 예방하려는 분들에게도 유용한 정보와 지침을 담고 있습니다. 예비 의료인인 의대생, 간호대생, 그리고 영양학 전공자에게도 권하고 싶습니다. 아직도 교육 과정에서 학제간 소통과 융합이 제대로 되지 않아 생화학, 생리학, 내과학, 영양학 등으로 분열된 개념의 층위를 인체 대사라는 하나의 축으로 정리하는 데 작은 도움이 될 것입니다. 당뇨인을 돌보는 의사와 간호사에게도 읽히기를 희망합니다. 최신 연구 성과를 바탕으로 당뇨병의 기전과 개념, 치료의 패러다임을 평이한 언어로 설명하려고 노력했습니다. 환자와 일상적 언어로 소통하는 데 도움이 될 것으로 믿습니다.

이 책은 총3부로 구성되어 있습니다. 제1부 〈당뇨병이란 무엇인가〉에서는 신체의 정상 에너지 대사, 포도당 대사, 인슐린 저항성의 기전, 당뇨병 발생 기전 등 이론적 기초를 다루었습니다. 다소 학문적인 내용이 있어 당뇨병을 처음 공부하는 분들은 어려울 수 있습니다. 실용적인 지침을 원하는 일반 독자는 바로 2부로 건너 뛰어도 무방합니다. 그러나 유관 분야 전공자나 학생은 꼼꼼히 여러 번 읽기를 권합니다. 읽을수록 새로운 사실이 눈에 보일 것입니다.

제2부 〈당뇨병의 진단과 치료〉에서는 당뇨인을 위한 실용적인 내용을 다루었습니다. 당뇨병의 진단기준, 합병증, 치료목표, 자가혈당계 사용법과 혈당 측정의 시기 및 목표치 등을 자세히 설명했습니다. 〈당뇨병의 치료〉 장에서는 최신 연구를 바탕으로 한 당뇨병 조절의 핵심적 방법을 일상 언어로 쉽게 풀어 쓰고자 노력했습니다. 당뇨병을 관리하면서 곁에 두고 계속 참조할 수 있는 실용적 지침서로 쓰이길 바랍니다.

제3부 〈당뇨병의 예방〉에는 실용적인 당뇨병 예방법을 정리했습니다. 1부에서 이해한 이론적 기초와 2부에서 습득한 실용적 지침을 종합한 핵심입니다. 대사증후군이 있거나, 당뇨병 전단계이거나, 가족이 당뇨인이지만 본인은 건강한 독자들에게 도움이 되기를 바랍니다. 아울러 현재 다양한 형태의 당뇨병 전단계 환자(고지혈증, 고혈압, 대사증후군)를 돌보고 있는 동료 의료인에게도 참고가 되었으면 합니다.

이 책이 나오기까지 많은 분의 도움이 있었습니다. 황당한 사이비 의학에 따르지 않고 질문해주신 환자들에게 감사드립니다. 2부의 적지 않은 내용이 저를 믿어주신 환자들의 질문에서 비롯되었습니다. 일찍이 블로그와 페이스북과 유튜브를 권해준 이준구 원장께 감사드립니다. 항상 앞서가는 아이디어와 기획력으로 연세조홍근내과의 중요한 시기에 큰 도움을 준 조력자이며, 수년째 함께 태극권을 연마하는 의대 동기입니다.

질병과 개인적 성향이 다양한 환자들을 응대하고 보살피느라 여념이 없는 연세조홍근내과의 직원 여러분께 미안함과 감사의 말씀을 드립니다. 직원들의 인내와 노력이 없었다면 책을 쓸 시간과 기운도 내지 못했을 것입니다. 당뇨인 교육 과정에서 얻은 기발한 질문과 영감을 가감 없이 전달한 문명숙 수간호사에게 특별히 감사드립니다.

50대 중년 남자가 동영상을 녹화하고 올리고 관리하는 데 조언과 지원을 아끼지 않는 휴레이포지티브의 최두아 대표와 박정운 팀장께 감사드립니다. 동영상으로 끝날 수도 있었던 컨텐츠를 출간 제안해주신 서울의학서적의 강병철 대표께 깊은 감사를 드립니다. 워낙 뛰어난 의사였고, 훌륭한 번역가이자 작가이기에 산만하고 장황한 원고를 제2의 창작 수준으로 훌륭하게 다듬어주셨습니다.

어릴 때부터 아버지가 들으시는 새벽 영어 강좌를 자명종 삼아 하루 일과를 시작했습니다. 아버지는 지금도 취미가 공부이고 책읽기입니다. 부모님은 책을 산다고 하면 더이상 묻지 않고 돈을 주셨는데, 의대생 때 책 산다고 받은 돈을 술로 말아먹은 일을 깊이 반성합니다. 부모님 덕분에 저도 공부가 취미가 되었습니다. 부모님께 감사드립니다. 항상 피곤하고 생각이 많아 심란한 저를 든든하게 지켜주는 아내 현주와 아빠의 토론 상대 및 대련 상대가 되어주는 두 딸 수경, 수연에게 고맙습니다.

마지막으로 학문의 세계에 발 딛게 해주시고, 학문의 즐거움을 함께 누리고, 고비마다 도약하도록 도와주시고, 그 어깨를 딛고 서서 당뇨병의 드넓은 지평을 보게 해주신 거인 고故 허갑범 선생님께 깊은 추모와 감사를 올립니다.

조 홍 근

차례

고(故) 허갑범 선생님(1937~2020)을 추모하며 4

들어가는 말 9

1부. 당뇨병이란 무엇인가?

제1장 우리 몸은 어떻게 작동할까? 26

1 ◆ 포도당 먹는 하마 – 뇌 27

2 ◆ 잠잘 때 먹지 않고 버티게 해주는 간 28

3 ◆ 밥을 먹으면 포도당의 폭우에 빠진다 30

4 ◆ 에너지 대사의 스위치 – 인슐린 31

5 ◆ 우리 몸의 대용량 배터리 – 뱃살 34

제2장 당뇨병을 이해하는 열쇠 인슐린 37

1 ◆ 당뇨병은 영양실조다 38

    1) 당뇨병은 세포의 영양실조   2) 비상 상태의 에너지원 단백질

    3) 세포의 인슐린 저항성

2 ◆ 인슐린이 많이 분비되는데 왜 당뇨병인가? 44

    1) 인슐린 저항성의 결과   2) 선택적 인슐린 저항성

    3) 상대적 인슐린 결핍

3 ◆ 인슐린과 혈당의 전쟁터 - 뱃살, 간, 췌장 그리고 허벅지 48

    1) 제2형 당뇨병 발병의 시초인 뱃살

    2) 지방간은 인슐린 저항성으로 이어진다

    3) 췌장 지방은 인슐린 분비를 감소시킨다

    4) 허벅지 근육 수축 운동으로 혈당을 떨어뜨릴 수 있다

2부. 당뇨병의 진단과 치료

제3장 당뇨병의 증상과 진단 61

1 ◆ 당뇨병의 증상 61

2 ◆ 당뇨병의 진단 62

3 ◆ 당뇨병의 종류 65

    1) 제1형 당뇨병　　2) 제2형 당뇨병

    3) 임신성 당뇨병　　4) 성인형 제1형 당뇨병

    5) 제3c형 당뇨병

제4장 당뇨병의 합병증 74

1 ◆ 혈관 합병증 75

    1) 대혈관 합병증　　2) 미세혈관 합병증

2 ◆ 당뇨병과 암 80

3 ◆ 당뇨병과 치매 81

4 ◆ 당뇨병의 합병증 검사 83

제5장 당뇨병의 치료 지표 – 혈당, 혈압, 콜레스테롤, 체중 86

1. 혈당 관리(130-180-6.5) 87
   1) 공복혈당   2) 식후혈당   3) 당화혈색소
   〈심화학습〉 식후혈당의 중요성
2. 혈당의 측정 97
   1) 자가혈당계 올바르게 쓰는 법
   2) 혈당측정의 한계
3. 저혈당 107
   1) 저혈당의 예방   2) 식후 저혈당
4. 혈압 조절 113
5. 콜레스테롤 115
6. 체중 조절 118

제6장 당뇨병의 치료(1) – 어떻게 먹어야 할까? 122

1. 아예 탄수화물을 먹지 말아야 하나? 123
2. 혈당을 많이 올리는 음식들 126
3. 혈당 관리에 좋은 음식 – 단백질과 지방 130
4. 혈당 관리에 좋은 음식 – 섬유질 132
5. 같은 음식도 먹는 순서를 달리하면 혈당이 떨어진다 135
6. 혈당을 적게 올리는 음식 고르는 8가지 방법 136
7. 혈당지수와 혈당부하지수 – 고구마, 옥수수, 단호박 142
8. 커피는 당뇨병에 좋을까? 147

제7장 당뇨병의 치료(2) - 체중조절을 위한 다이어트법 151

1 ◆ 저탄수화물 고지방식은 당뇨병 환자에게 좋을까? 152
2 ◆ 간헐적 단식은 좋을까, 위험할까? 162
3 ◆ 완전 채식은 어떨까? 166
4 ◆ 당뇨인이 가장 피해야 할 과일 다이어트 167

제8장 당뇨병의 치료(3) - 운동과 생활습관 170

1 ◆ 언제 운동을 할 것인가? 171
2 ◆ 얼마나 자주 운동을 할 것인가? 172
3 ◆ 얼마나 오래 운동을 할 것인가? 173
4 ◆ 어떤 조합으로 운동을 할 것인가? 173
5 ◆ 운동과 혈당 174

   1) 운동 전에 해야 할 일   2) 운동 중에 주의해야 할 사항
   3) 운동 후 저혈당   4) 운동 직후 고혈당
   5) 운동한 다음날에 오는 고혈당

6 ◆ 잠을 잘 자야 혈당이 조절된다. 180
7 ◆ 스트레스는 만병의 근원 182

제9장 당뇨병의 치료(4) - 약물치료 183

1 ◆ 당뇨병 예방에 효과가 좋은 약물 메트포르민 183
2 ◆ 췌장을 자극해서 인슐린을 나오게 하는 설포닐우레아 186
3 ◆ 저혈당 없이 식후혈당을 조절하는 DPP-4 억제제 187

4 ◆ 지방세포의 인슐린 저항성을 감소시키는 글리타존 189
5 ◆ 혈당강하, 체중감소, 심혈관질환 예방에 탁월한 SGLT2 억제제 191
6 ◆ GLP-1 유사체 192
7 ◆ 당뇨병을 관리 가능한 병으로 바꾼 생명의 약 인슐린 194
    1) 인슐린 괴담 - 인슐린을 쓰면 췌장이 망가지나요?
    2) 인슐린을 알약으로 먹을 수 있다면

3부. 당뇨병의 예방

제10장 당뇨병을 물리치는 생활수칙 10계명 203

1 ◆ 빨리 흡수되는 탄수화물을 줄인다 204
2 ◆ 과일은 보약이 아니다. 하루 1개만 먹자 205
3 ◆ 야채는 듬뿍, 견과류는 한 주먹 207
4 ◆ 고기를 멀리하지 말자 208
5 ◆ 죽으로 먹거나, 말아먹거나, 비벼 먹지 않는다 209
6 ◆ 한상 차림을 받아도 순서대로 음식을 먹자 210
7 ◆ 식사를 거르지 말자. 아침은 왕처럼 저녁은 평민처럼! 211
8 ◆ 식후에 가볍게 걷거나 다리를 운동시킨다 212
9 ◆ 6시간 이상 자고, 늦어도 밤 11시 전에 잔다 214
10 ◆ 스트레스는 만병의 근원 216

제11장 당뇨병의 예방 218

1 ◆ 제2형 당뇨병을 불러오는 습관 219

    1) 나쁜 식사 습관   2) 활동 부족

    3) 스트레스   4) 수면 문제

2 ◆ 당뇨병의 위험 신호 236

3 ◆ 당뇨병 전단계와 초기 당뇨병 탈출하기 238

4 ◆ 당뇨약을 끊을 수 있을까? 241

1부

당뇨병이란 무엇인가?

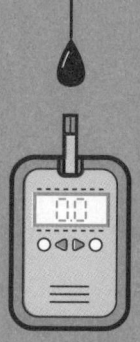

당뇨병은 한자로 엿 당糖, 소변 뇨尿 자를 씁니다. 문자 그대로 풀면 '소변에 엿(설탕)이 나오는 병'이라는 뜻입니다. 영어로는 diabetes mellitus라고 하는데, diabetes란 말은 '흘러나온다'는 뜻의 그리스어에서, mellitus란 말은 '(꿀을 타서) 달다'는 뜻의 라틴어에서 왔다고 합니다. 결국 '흘러나온 (소변이) 달다'는 뜻이지요. 당뇨병은 2,600년 전에 벌써 알려졌습니다. 그때는 혈당을 측정하는 기술이 없었으므로 사람의 오감으로 진단할 수밖에 없었는데, 당뇨병 환자의 소변에 개미가 꾀는 것을 보고 맛을 보니 달콤하더란 얘기가 전해집니다.

당시 인도의 의사 수쉬루타 Sushruta 는 이런 기록을 남겼습니다. "완전히 발병한 환자는 오래 살지 못한다. 소모증(여위어 쇠약해짐)이 빨리 진행하면서 금방 죽음이 찾아온다. 산다고 해도 끔찍하고 고통스럽기는 매한가지다. 갈증을 다스릴 길이 없으며, 아무리 물을 많이 마셔도 소변으로 나오는 양을 당해내지 못한다… 물 마시기를 잠시라도 멈추면 입이 바짝 말라 갈라지고, 몸은 건조해진다. 창자에 불이 붙은 것 같은 느낌에 안절부절못하며, 타는 듯한 갈증에 시달리다 이내 비참한 상태로 죽음을 맞는다."(출처: 설탕을 고발한다, 알마) 치료법이 없던 시대에 당뇨병이 얼마나 무서운 병이었는지 알 수 있습니다.

예전에는 당뇨병이 매우 드물었습니다. 19세기 후반까지도 의사가 평생 당뇨병 환자를 한 명 볼까 말까 했습니다. 이제는 사정이 달라졌습니다. 2016년 국민건강영양조사에 따르면 우리나라에서 30세 이상 성인 7명 중 한 명(14.4%)이 당뇨병입니다. 65세 이상 성인에서는 10명 중 3명으로 늘어납니다. 인구로 따지면 5백만명이 당뇨병 환자입니다. 더욱이 환자가 계속 늘고 있습니다. 그런데 당뇨병이 있는 성인 10명 중 자신이 당뇨병이란 사실을 아는 사람은 6명에 불과하고, 치료를 받는 사람은 절반밖에 안 됩니다. 당뇨병은 비만, 고혈압, 이상지질혈증(고지혈증)과 밀접한 연관이 있고, 제대로 조절되지 않으면 많은 합병증을 일으킵니다.

이 책에는 당뇨병을 앓는 분들이 자신의 병을 이해하고 스스로 조절하는 데 도움이 될 정보들을 담았습니다. 뿐만 아니라 지금 건강한 분들이 당뇨병을 예방하려면 어떻게 해야 하는지도 알려드립니다. 올바른 지식이야말로 질병을 이겨내는 첫걸음입니다. 우선 당뇨병을 이해하는 데 필요한 기초 지식부터 알아볼까요?

1장

우리 몸은 어떻게 작동할까?

생명의 기본 단위는 세포입니다. 형태와 기능이 비슷한 세포가 모인 것을 조직이라 하고, 다양한 조직이 모여 특정한 형태를 이루고 고유한 기능을 수행하면 기관(장기)이라고 합니다. 여러 기관이 모이면 바로 '몸'이 됩니다. 결국 우리 몸의 가장 기본적인 구성은 세포입니다. 간세포가 모여 있으면 간, 근육세포가 모여 있으면 근육이라는 기관이 됩니다. 뇌세포가 모여 있으면 뇌가 되고요. 세포가 일을 잘하면 몸이 편안하고, 세포에 문제가 생기면 어딘가 불편해집니다.

세포가 일을 잘하려면 에너지가 필요합니다. 우리 몸이 생명을 유지하려면 에너지가 있어야 한다는 뜻입니다. 우리는 식물이 아니므로 태양과 흙에서 에너지를 끌어 쓸 수 없습니다. 반드시 먹는 것, 즉 음식을 통해 영양소를 섭취하여 에너지를 만들어 냅니다.

세포는 크게 세 가지 영양소로 에너지를 만듭니다. 바로 탄수화물, 지방, 단백질입니다. 단백질은 주로 효소나 근육의 구성물질로 쓰입니다. 또한 평상시 간 세포의 주 에너지원이 됩니다. 다른 세포들은 탄수화물과 지방을 주 에너지원으로 씁니다. 대부분의 세포는 탄수화물(정확하게는 포도당)과 지방(산)을 모두 에너지원으로 쓸 수 있습니다. 그러나 뇌 세포만은 지방산을 에너지로 쓰지 못하고 오로지 포도당만 에너지로 씁니다. 이 때문에 여러 가지 복잡한 몸의 대사 장치가 고안됩니다.

1 ◆ 포도당 먹는 하마 – 뇌

뇌는 24시간 동안 약 120 g의 포도당을 써야 합니다. 티스푼 하나 분량의 포도당이 3~5 g이므로 꽤 많은 양입니다. 이 많은 포도당을 혈액에서 조달해야 합니다. 그렇다면 혈액 속 포도당의 양은 얼마나 될까요? (혈액 속 포도당을 혈당이라고 합니다.)

아주 간단한 계산식이 있습니다. 공복 때 혈당치가 100이라고 합시다. 혈당치는 농도입니다. 즉 혈당치가 100이라는 말은 혈액 속 포도당의 농도가 100 mg/dL라는 뜻입니다. 혈액의 양은 약 5리터(50 dL)이므로 혈액 속 포도당의 총량은 100×50 = 5000 mg, 즉 5 g에 불과합니다. 여기에 세포 외 용액의 부피를 더하면 약 13리터이니 뇌가 끌어 쓸 수 있는 전체 혈당은 13 g입니다. (세포 외 용액을 설명하려면 좀 복잡해지니 그냥 이렇다는 정도만 알고 넘어갑시다.)

그렇다면 13 g의 포도당으로 뇌는 얼마나 버틸 수 있을까요? 다시 간단한 계산을 해보겠습니다.

120 g : 24시간 = 13 g : X

X = (13×24) ÷120 = 2.6시간

즉, 혈액 내의 포도당으로는 뇌가 약 2시간 30분 밖에 못 버팁니다. 그래서 먹어야 합니다. 음식을 섭취해서 계속 포도당을 공급해주어야 합니다. 그런데 곤란한 문제가 있습니다. 우리는 잠을 잡니다. 5시간에서 8시간 정도를 자는데 이때는 먹지 못합니다. 그렇다면 뇌도 자느라 포도당을 쓰지 않을까요? 그렇지 않습니다. 뇌는 잘 때도 계속 포도당을 씁니다. 그래서 뇌를 포도당 먹는 하마라고 합니다. 그렇다면 잠을 잘 때 뇌는 어떻게 포도당을 계속 공급받을까요?

2 ✦ 잠잘 때 먹지 않고 버티게 해주는 간

우리 몸에는 잠을 자느라 음식을 통해 포도당이 들어오지 못하는 동안에도 뇌와 다른 장기에 포도당을 공급해주는 '보조 배터리'가 있습니다. 바로 '간'입니다. 간은 여러 가지 일을 하지만 에너지 대사에도 큰 역할을 합니다. 음식을 먹어 영양분이 들어오면 모든 세포가 필요한 만큼 쓰고, 남는 에너지는 간과 지방세포에 비축됩니다. 엄밀한 표현은 아니지만 대략 포도당은 간에, 지방은 지방세포에 저장됩니다.

간은 남아도는 포도당을 포도당 중합체인 글리코겐glycogen이라는 형태로 저장합니다. 글리코겐은 수용성이라 반드시 물을 포함하기 때문에 부피가 커져 많은 양을 저장할 수 없습니다. 간에 저장된 포도당(글리코겐)으로는 하루도 버티지 못합니다. 저녁 식사 후 3시간 정도 지나면 음식으로 들어온 포도당은 바닥을 드러냅니다. 이때부터 간이 활동을 시작합니다. 우선 낮에 만들어 둔 글리코겐을 분해하여 포도당을 만듭니다(해당작용). 하지만 이것만으로는 온몸의 세포가 쓰기에 부족합니다. 그래서 간은 근육과 지방세포에 나온 원료들을 이용하여 포도당을 새로 만들어 냅니다(당신생작용).

그래도 온몸에서 쓸 정도의 포도당을 공급할 수 없습니다. 그래서 몸은 또 다른 전략을 구사합니다. 포도당을 쓰지 않는 것입니다. 뇌와 적혈구를 제외하면 우리 몸의 거의 모든 장기는 포도당과 지방산을 에너지원으로 쓸 수 있습니다. 식후 포도당이 넘칠 때는 모든 장기가 포도당을 씁니다. 그러나 잘 때나 끼니를 건너 뛰어 포도당이 부족해지면 간에서 공급하는 포도당은 뇌와 적혈구만 쓰고, 나머지 장기는 뱃살에서 나오는 지방산을 씁니다. 아침에 일어나서 측정하는 혈당은 밤새 간이 만들어 놓은 포도당입니다.

3 • 밥을 먹으면 포도당의 폭우에 빠진다

아침이 되어 식사를 하면 우리 몸은 완전히 다른 환경에 접하게 됩니다. 밤새 간에서 만들어 낸 혈당과 뱃살에서 나오는 지방산으로 근근이 버틴 몸은 거의 10시간 만에 들어온 음식물을 마구 빨아들입니다. 아침을 많이 먹고 저녁을 적게 먹어야 건강하다는 생활의 지혜는 과학적으로도 맞는 말입니다. 긴 공복 동안 허기진 몸은 아침 식사를 맹렬히 받아들입니다. 반면에 더 이상 일할 것도 없이 잠만 자면 되는 상황에서 먹는 저녁 식사는 몸이 그렇게 받아들이지 않습니다. 같은 열량, 같은 음식을 먹어도 아침에 비해 저녁에 식후혈당이 더 많이 올라가는 이유가 여기에 있습니다.

식사를 하면 평균 약 300 g정도의 탄수화물이 몸으로 흡수됩니다. 잘 때에 비해 엄청나게 많은 포도당이 한꺼번에 몰려옵니다. 포도당의 폭우라고 해도 될 정도입니다. 이렇게 들어오는 포도당을 그냥 두면 혈당이 약 800 mg/dL까지 올라갑니다. 건강한 사람의 식후혈당이 1시간에 160 mg/dL 이하, 2시간에 140 mg/dL 이하라는 것을 생각하면 어마어마한 양입니다. 이렇게 혈당이 올라가면 혈관은 다 상하고, 삼투압에 의해 소변을 많이 보게 되고, 신장도 망가집니다. 그러나 건강한 사람에게 이런 일은 일어나지 않습니다. 왜 그럴까요? 인슐린이 있기 때문입니다.

4 ◆ 에너지 대사의 스위치 – 인슐린

인슐린은 췌장에서 분비되는 호르몬으로 에너지 대사에 아주 중요합니다. 무엇보다 세포가 포도당을 흡수하도록 문을 열어주는 작용을 하고(포도당 수용체), 간에는 포도당을 글리코겐으로 비축하라는 신호를 보냅니다. 또한 간에서 포도당을 만들지 못하게 억제합니다. 지방세포에서는 포도당과 중성지방[*]

---

* 중성지방은 영어 neutral lipid에서 유래된 명칭입니다. 전기적으로 +나 −극성을 갖지 않고 중성이라고 해서 붙여진 이름입니다. 전기적으로 중성이면 물에 녹지 않습니다. 즉, 물에 녹지 않는 모든 지방은 중성지방이지요. 중성지방에는 우리가 그냥 콜레스테롤이라고 부르는 콜레스테롤 에스테르(cholesterol ester)도 있고, 트리글리세라이드(triglyceride)도 있습니다. 다시 말해서 트리글리세라이드는 중성지방의 일종이지만, 중성지방이 곧 트리글리세라이드는 아닙니다. 언제부터, 왜 그런지는 몰라도 우리는 트리글리세라이드를 중성지방이라고 잘못 부르고 있습니다. 이제는 잘못된 명칭이 워낙 널리 통용되고 있어 일반인과 소통할 때는 의사들도 트리글리세라이드를 중성지방으로 지칭하곤 합니다. 이 책에서도 '중성지방'이란 말은 트리글리세라이드를 가리키는 것입니다.

을 저장하는 역할을 합니다. 모두 혈당을 낮추는 작용입니다.

인슐린의 작용은 포도당에 의해 좌우됩니다. 음식을 먹으면 포도당이 혈액으로 흡수됩니다. 그 결과 혈당이 올라가고 췌장이 혈당 상승을 감지합니다. 어느 정도 혈당이 오르면(90~100 mg/dL 이상), 췌장에서 인슐린이 분비됩니다.

이때 분비된 인슐린은 세포의 문을 열어 혈액의 포도당(혈당)이 세포로 들어가게 해줍니다. 세포는 흡수된 포도당을 에너지로 써서 생명활동을 유지합니다. 정확히 말하면 인슐린은 **혈당을 낮추는 호르몬이 아니라 세포가 혈당을 쓰게 해주는 호르몬**입니다. 세포가 혈당을 흡수하니 그 결과 혈당이 낮아지는 것입니다.

인슐린은 효율적인 에너지 이용에 중심적인 역할을 합니다. 음식을 먹어 포도당이 지천으로 널려 있을 때는 굳이 간과 지방세포에서 포도당과 지방산을 방출할 필요가 없습니다. 인슐린은 간에 작용하여 해당작용과 당신생을 억제하고, 글리코겐의 합성을 지시합니다. 따라서 밥을 먹은 후에는 간에서 포도당이 거의 방출되지 않습니다. 인슐린은 지방세포의 에너지 대사도 조절합니다. 밥을 먹어 인슐린이 상승하면 지방세포의 지방산 방출이 억제되고, 반대로 지방이 비축됩니다.

반대로 밥을 먹은 지 오래되면 인슐린이 거의 나오지 않습니다. 인슐린이 거의 없다는 것은 세포가 굶는다는 뜻입니다. 이제 간과 지방세포는 반대로 움직입니다. 간에서는 비축된 글리코겐을 분해하고(해당작용), 여러 원료를 사용하여 포도당을 새로 만들어 혈액으로 방출합니다(당신생). 인슐린의 신호가 없으면 지방세포는 저장했던 지방(중성지방)을 지방산의 형태로 방출합니다. 뇌와 적혈구를 제외한 모든 세포는 이 지방산을 에너지로 씁니다.

인슐린은 에너지 대사의 스위치입니다. 세포가 포도당을 쓰게 하고, 남아도는 에너지를 간과 지방세포에 비축합니다. 인슐린의 역할이 극적으로 나타나는 상황이 바로 당뇨병입니다. 당뇨병은 인슐린이 나오지 않거나 부족한 병입니다. 이때는 지방세포에서 지방이 빠져나와 살이 빠지고, 근육으로 당이 들어가지 못해 허벅지와 엉덩이가 앙상하게 마릅니다. 가끔 저탄수화물 고지방 식사(저탄고지)를 해서 문제가 생긴 환자를 봅니다. 인위적으로 인슐린 부족을 유발해 살을 뺀 경우입니다. 근육도 없어지고, 혈관에는 콜레스테롤이 가득하기 때문에 절대로 해서는 안 될 위험한 일입니다. 인슐린의 한쪽 면만 보고 기능적으로 이용하려는 근시안적인 오류입니다.

5 ◆ 우리 몸의 대용량 배터리 – 뱃살

간에 비축하는 글리코겐은 수용성이라 대량 저장할 수 없습니다. 포도당만 저장하면 좋은데 물을 좋아하는 포도당의 성질 때문에 포도당 1 g당 물 3 g을 같이 저장해야 하므로 부피와 무게를 많이 차지합니다. 공간과 무게의 제약으로 간이 저장할 수 있는 글리코겐은 기껏해야 하루이틀치입니다. 다이어트를 한다고 굶으면 며칠간 체중이 빨리 줄어듭니다. 글리코겐과 물이 빠지기 때문입니다. 그러나 굶기 시작한 지 며칠 후부터는 체중이 천천히 줄기 시작합니다. 이때부터 정말 지방세포와 전쟁이 시작됩니다.

지방은 물을 싫어합니다. 이런 성질을 혐수성이라고 합니다. 탄수화물보다 열량이 높은데다, 물을 싫어하는 성질 때문에 작은 부피 속에 많은 에너지를 저장할 수 있습니다. 우리는 진화적으로 기근을 견디고 살아남은 종족의 후손입니다. 인류가 기아를 면하고 적어도 먹을 걱정을 하지 않게 된 것은 20세기 중반 이후입니다. 그전까지 인류는 굶기를 밥 먹듯 했습니다. 일년 중 며칠 빼고는 아주 적은 음식으로 근근이 살았기 때문에 우리는 먹은 것을 고효율로 비축하는 대사적 유산을 물려받았습니다.

근육질인 사람과 비만한 사람 중 누가 더 기근에 잘 견딜까요? 근육질이면 가만히 있을 때도 소비하는 에너지가 많습니다. 이런 상태를 '기초대사량이 높다'고 합니다. 근육은 지방에 비해 기초대사량이 높습니다. 그래서 근육이 많을수록 살을 빼기 쉽습니다. 그러나 조난을 당한다면 생존하기는 더 불리합니다. 지방이 많은 사람은 살 빼기는 힘들지만 조난을 당하거나 기근 상태가 되면 생존할 가능성이 더 높습니다.

지방 1 kg은 약 30 MJ(메가주울)에 해당합니다. 조난을 당하거나 흉년이 들어 음식을 먹지 못하면 제일 먼저 간의 글리코겐이 소비됩니다. 하루 안에 다 없어집니다. 그 다음에는 간이 근육과 지방에서 나오는 부산물로 포도당을 만듭니다. 이 포도당은 지방을 에너지원으로 쓰지 못하는 뇌와 적혈구에게 돌아가고, 나머지 장기는 지방산을 에너지원으로 씁니다. 먹지도 못해 꼼짝 않고 가만히 있으면 기초대사량만 쓰게 됩니다. 평균 남성의 기초대사량은 약 9 MJ입니다. 70 kg 성인 남성의 경우, 물만 먹을 수 있다면 약 50일간 생존할 수 있습니다. 이렇게 오랫동안 버티는 힘은 지방세포에서 나옵니다. 지방세포가 가장 많은 곳은? 뱃살입니다. 그래서 뱃살을 우리 몸의 대용량 배터리라고 하는 겁니다.

그런데 음식이 풍족하고 열량 섭취가 많은 현대에는 선조들을 기근에서 버티게 한 지방세포가 오히려 생존에 위협이 되고 있습니다. 아무것도 먹지 않는다면 4일에 1 kg 정도가 빠집니다(30÷9). 극소량을 먹으면 (보통 4 MJ) 1주에 1 kg 빠진다는 계산입니다. 대부분의 다이어트가 이렇습니다. 1 MJ을 빼도 지방세포는 33 g밖에 못 줄입니다. 체중 감량을 위한 다이어트가 이렇게 힘듭니다.

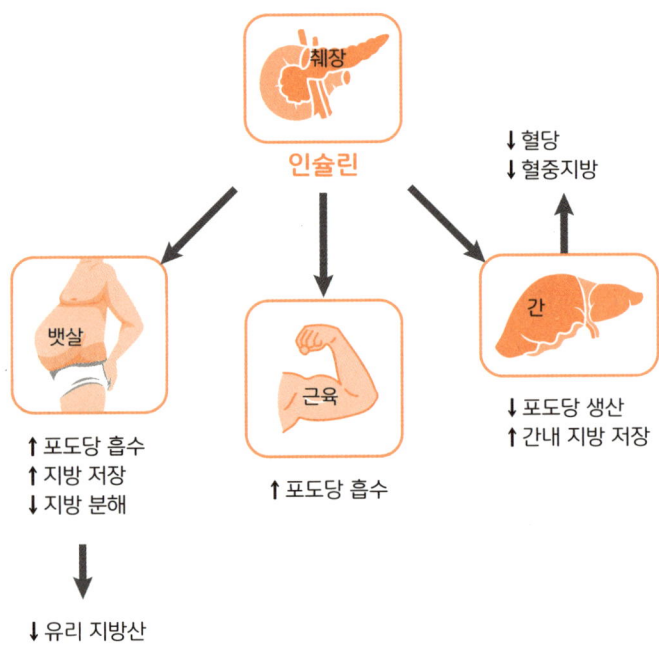

■ 인슐린의 작용(몸에 음식이 들어왔을 때)

2장
당뇨병을 이해하는 열쇠 인슐린

당뇨병은 '소변에 당이 나오는 병'이라고 했습니다. 이때 당이란 '포도당'을 뜻합니다. 왜 소변에 포도당이 나올까요? 소변은 콩팥에서 만들어집니다. 콩팥은 우리 몸의 혈액을 걸러 불필요한 노폐물을 소변이라는 형태로 만들어 밖으로 내보냅니다. 원래 소변으로는 포도당이 나오지 않습니다. 포도당은 불필요한 물질이 아니기 때문에 콩팥에서 소변으로 내보내지 않고 재흡수합니다. 그런데 혈액 속에 포도당이 너무 많으면 재흡수하는 데 한계가 있습니다. 결국 소변에 포도당이 나오는 이유는 혈액 속에 포도당이 너무 많기 때문입니다. 혈액 속에 포도당이 너무 많은 상태를 '혈당이 높다'고 합니다. 결국 **당뇨병**은 혈당이 너무 높아 소변에 당이 나오는 병입니다. 그럼 혈당은 왜 높아질까요?

앞에서 말했듯이 혈당은 인슐린이라는 호르몬에 의해 조절됩니다. 식사를 하면 혈당이 올라갑니다. 혈당이 올라가면 췌장에서 인슐린이 나옵니다. 인슐린은 세포의 문을 열어 혈액속의 포도당이 세포로 들어가게 합니다. 세포가 혈당을 흡수하니 혈당이 낮아집니다. 인슐린이 부족하거나 제대로 기능을 발휘하지 못하면 혈당이 높아져 당뇨병이 생깁니다. **췌장에서 인슐린 분비가 부족한 경우도 있지만, 그보다 인슐린은 충분히 분비되는데 세포에 인슐린 저항성이 생긴 경우가 더 많습니다.** 따라서 당뇨병을 이해하려면 먼저 인슐린을 이해해야 합니다. 좀더 자세히 살펴보겠습니다.

1 ◆ 당뇨병은 영양실조다

당뇨병은 많이 먹고 적게 움직인 탓에 영양분이 몸속에 남아 돌아 생기는 병입니다. 그래서 보통 영양과잉 상태라고 생각합니다. 그러나 당뇨병은 사실 영양실조입니다.

음식을 못 먹으면 살이 빠지고, 배가 고프고, 힘도 없어집니다. 이런 상태를 영양실조라고 합니다. 요즘은 살을 빼려고 굶는 자발적 영양실조는 있어도 먹을 것이 없어 굶는 일은 거의 없지만, 어쨌든 음식을 제대로 먹지 못해 (또는 먹지 않아) 생기는 영양실조를 1차 영양실조라고 부르겠습니다.

1) 당뇨병은 세포의 영양실조

 당뇨병의 증상을 한번 볼까요? 아무리 먹어도 배가 고픕니다. 먹고 나서도 포만감을 못 느끼고 또 먹고 싶습니다. 먹은 후에 힘이 나는 것이 아니라 오히려 더 가라앉고 피곤합니다. 먹어도 살이 빠집니다. 기운이 없어 늘 피곤하고 눕고만 싶습니다. 아침에 일어나기가 너무 힘듭니다. 심지어 물까지 많이 먹힙니다. 영양실조 증상입니다. 영양과잉으로 시작된 당뇨병이 왜 영양실조 증상을 일으킬까요? 혈당은 건강한 사람의 2~3배나 높은데 왜 더 피곤하고 힘들까요? 당뇨병은 2차 영양실조이기 때문입니다.

 당뇨병은 세포의 **영양실조**입니다. 세포는 생존하고 기능하기 위해 영양분을 필요로 합니다. 사람이 쓸 수 있는 영양분은 탄수화물, 지방, 단백질입니다. 단백질은 평소에 간세포만 에너지로 쓰고 비상상황이 아니면 다른 세포에서는 쓰지 않습니다. 다른 세포는 보통 상황에서는 포도당과 지방산, 즉 탄수화물과 지방을 에너지로 씁니다. 비유하자면 전기도 쓸 수 있고, 휘발유도 쓸 수 있는 하이브리드 자동차와 같습니다.

 음식이 들어와 포도당이 지천으로 많을 때는 거의 모든 세포가 포도당을 에너지로 쓰고 지방은 뱃살에 저장합니다. 음식이 들어오지 않는 식간기나 하루 중 가장 길게 굶는 수면 중에는 대부분의 세포가 뱃살에서 방출된 지방산을 씁니다. 세포에 포도당을 쓰게 하고 지방을 뱃살로 가두는 스위치는 바로 인슐린입니다. 음식으로 포도당이 들어오면 인슐린이 방출되어 세포에 포도당을 쓰도록 지시하고, 지방세포에게는 음식으로 들어온 지방을 저장하라는 명령을 내립니다. 식후 2시간이 지나면 인슐린이 정상 수준으로 떨어집니다. 포도당이 없다는 의미입니다. 인슐린의 부재는 지방세포에게 모아둔 지방산을 혈중으로 방출하라는 신호가 됩니다. 이제 거의 모든 세포가 지방산을 에너지로 씁니다.

이렇게 인슐린은 농도가 높을 때나 낮을 때나 세포가 어떤 에너지를 쓸 것인가를 결정하는 중요한 스위치 역할을 합니다. 그런데 당뇨병이 되면 이 스위치 기능에 문제가 생깁니다. 인슐린 저항성이 생기거나 인슐린이 부족하면 세포가 인슐린의 명령을 듣지 않습니다. 혈액에 포도당이 넘쳐도 인슐린이 제대로 기능을 못하기 때문에 세포는 포도당을 에너지로 쓸 수가 없습니다. 비유하자면 물고기가 물에서 목말라 하는 것과 비슷합니다.

세포는 어떻게든 먹고 살아야 합니다. 포도당을 쓰지 못하면 다른 영양소라도 써야 합니다. 이때 세포가 쓸 수 있는 영양소는 지방산과 평소에는 쓰지 않던 단백질이 있습니다. 인슐린 저항성은 지방세포에도 발생합니다. 이제 지방세포는 지방을 저장하라는 인슐린의 명령을 듣지 않습니다. 당뇨병이 되면 혈액 속에 포도당이 넘쳐도 지방세포는 지방산을 혈액으로 방출합니다. 포도당을 쓸 수 없는 세포는 대체 에너지로 지방산을 쓰게 됩니다. 그래서 당뇨병에 걸리면 뱃살이 빠집니다.

세포는 한 가지 에너지만 쓸 수 없습니다. 뇌세포와 적혈구를 제외하고 모든 세포는 쓸 수 있는 에너지의 비율이 정해져 있습니다. 근육세포는 지방산과 포도당을 2:8로 쓰고 심장세포는 4:6으로 씁니다. 이 비율을 벗어나 한 가지 영양소만 쓰면 문제가 생깁니다. 예컨대 심장세포가 지방산만 많이 쓰면 수축력이 떨어지고, 동면상태에 들어가기도 하며, 관상동맥이 막히지 않아도 심부전이 생길 수 있습니다(당뇨병성 심부전).

2) 비상 상태의 에너지원 - 단백질

지방산을 많이 방출해서 뱃살이 빠질 정도가 되면 몸은 비상 상태에 돌입합니다. 단백질은 에너지원보다는 효소나 근육의 구성 물질로 큰 역할을 합니다. 어지간해서는 에너지원으로 호출당하지 않습니다. 비상 상태가 되어야 에너지원으로 쓰입니다. 가장 대표적인 비상 상태가 바로 '기근'입니다. 표류해서 한 달 정도 못 먹거나, 살을 뺄 목적으로 극단적인 다이어트를 하면 처음에는 뱃살이 빠지다가 나중에는 근육마저 빠져 사지가 가늘어집니다. 근육 속의 단백질이 간으로 빠져나가 에너지로 동원되기 때문입니다. 제대로 조절되지 않은 당뇨병에서도 같은 현상이 관찰됩니다.

당뇨병은 세포가 포도당을 쓸 수 없는 포도당 영양실조입니다. 몸은 생존을 위해 지방세포에 가두었던 지방산을 방출하여 임시로 세포를 먹여 살립니다. 마침내 지방마저 고갈되면 근육의 단백질을 분해하고, 효소 생산을 희생하여 세포에게 에너지를 공급합니다. 이런 과정이 오래 지속되면 사지가 바싹 마르고, 먹어도 먹어도 배가 고프고, 살도 찌지 않다가 마침내 죽음을 맞습니다. 인슐린이 발명되기 전에 당뇨병은 결국 말라 죽는 병이었습니다. 불과 100년 전의 일입니다.

3) 세포의 인슐린 저항성

당뇨병이 세포의 영양실조라면, 치료는 세포가 포도당을 잘 받아들이게 해주면 됩니다. 세포가 포도당을 받아들이지 않는 이유는 인슐린의 포도당 흡수 명령에 저항하기 때문입니다. 이때 인슐린을 더 많이 분비하면 당장은 통하지만, 결국 더 심한 인슐린 저항성이 생깁니다. 인슐린 저항성은 왜 생길까요? 세포는 어느 정도 영양과잉이 되면 암이나 자발적 죽음을 맞이합니다. 따라서 **영양과잉**이 심해지면 세포는 자기 방어를 위해 영양분을 거부합니다. 가장 많고 흔한 영양분인 포도당을 못 들어오게 하려고 인슐린의 명령을 거부하는 것입니다.

그럼 어떻게 해야 할까요? 일단 과다한 포도당 섭취를 줄이고, 운동을 해서 체내의 영양분을 줄여야 합니다. 그래서 당뇨병을 진단받으면 되도록 탄수화물을 줄이고 운동을 하라고 하는 겁니다. 인슐린을 더 준다고 해결될 문제가 아닙니다. 마음껏 먹고 나서 혈당이 올라가면 약이나 인슐린으로 해결하겠다는 생각은 처음부터 틀린 발상입니다. 치명적인 영양과잉에 대응하는 몸의 자기 방어에 귀를 기울여야 합니다.

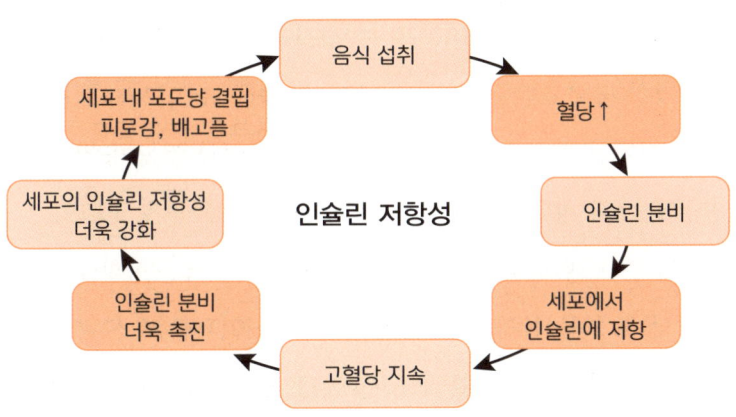

2 ◆ 인슐린이 많이 분비되는데 왜 당뇨병인가?
1) 인슐린 저항성의 결과

인슐린은 췌장에서 나오는 호르몬입니다. 주로 혈당을 떨어뜨린다고 알려져 있지만, 그 외에도 많은 작용을 합니다. 인슐린의 작용은 크게 두 가지로 나뉩니다. 대사 작용과 증식 작용입니다. 대사 작용은 지금까지 설명한 대로 근육과 지방세포와 간에서 에너지를 다루는 과정입니다. 인슐린은 근육이 혈당을 흡수하게 합니다. 지방세포가 중성지방과 포도당을 흡수하게 해서 적당히 살이 찌게 합니다. 간에 작용하여 포도당 생성을 억제하고, 지방 방출을 억제합니다. 그 밖에도 인슐린은 혈관 내피세포에 작용하여 혈관을 확장시킵니다.

증식 작용은 주로 혈관 근육과 심장 근육(심근)에 대한 것입니다. 인슐린은 혈관의 평활근을 증식시키는데, 심하면 혈관벽이 두꺼워집니다. 심근을 자라게 하는데, 역시 정도가 지나치면 심근이 두꺼워집니다.

세포는 보통 인슐린의 작용에 순응하지만, 비상 상황에서는 저항합니다. 음식을 너무 많이 먹거나 움직이지 않아 신체에 열량이 넘칠 때, 열량을 그냥 받아들이면 과영양상태가 되어 세포가 죽게 됩니다. 근육과 지방세포와 간에 영양분을 받아들이라고 명령하는 것은 인슐린입니다. 따라서 영양분이 너무 많으면 이들 장기가 살아남기 위해 인슐린의 명령에 저항합니다. 이를 인슐린 저항성이라고 합니다.

근육에 인슐린 저항성이 생기면 혈당을 흡수하지 못해 근육이 가늘어지면서 혈당이 올라갑니다. 간에 인슐린 저항성이 생기면 인슐린의 혈당 억제 기전이 통하지 않아 간에서 포도당을 많이 생산합니다. 결국 혈당이 올라갑니다. 지방세포에 인슐린 저항성이 생기면 지방산 등이 지방세포에 흡수되지 않고 혈액 속에 많이 돌아다녀 근육에 인슐린 저항성을 유발하고 지방간을 유발합니다. 혈당이 올라가므로 췌장은 점점 더 많은 인슐린을 분비합니다. 이런 악순환이 되풀이되면 혈중 인슐린이 계속 올라갑니다.

2) 선택적 인슐린 저항성

인슐린 저항성은 오로지 대사 작용을 하는 골격근, 간, 지방세포, 혈관 내피세포 등에만 '선택적'으로 생깁니다. 증식 작용을 하는 혈관 평활근과 심근은 인슐린에 저항할 수 없습니다. 인슐린의 작용을 고스란히 받아들이게 됩니다. 그 결과 정상보다 훨씬 높은 인슐린에 노출된 혈관과 심장은 두꺼워집니다. 결국 고혈압, 동맥경화증, 심장비대 등 좋지 않은 경과를 밟게 됩니다.

차라리 모든 장기가 인슐린에 저항한다면 혈관 합병증이 생기지 않을 겁니다. 하지만 대사 작용을 담당하는 장기에 저항성이 생겨 인슐린 수치가 높아지면 저항을 할 수 없는 심장과 혈관은 훨씬 많은 인슐린에 노출되어 동맥경화가 진행됩니다.

이런 현상을 선택적 인슐린 저항성에 의한 혈관 손상이라고 합니다. 당뇨병을 진단받은 지 얼마 안 되거나, 아직 당뇨병이 아닌 당뇨병 전단계 환자가 이미 혈관합병증이 진행된 경우가 있습니다. 당뇨병이 생기기 한참 전에 이미 인슐린 저항성이 생기기 때문입니다. 새로 진단된 제2형 당뇨병 환자도 혈관 합병증 검사를 하는 이유가 여기 있습니다. 합병증은 혈당이 높아져서 생기기도 하지만 혈당과 무관하게 인슐린 저항성 때문에 발생하기도 합니다.

3) 상대적 인슐린 결핍

갑자기 췌장이 망가져 인슐린이 거의 나오지 않는 제1형 당뇨병과 달리 제2형 당뇨병은 처음부터 인슐린이 모자라지는 않습니다. 사람의 몸은 늘 균형을 잡으려는 경향이 있기 때문에 몸에 인슐린 저항성이 생기면 췌장은 이를 극복하기 위해 정상보다 인슐린을 더 많이 분비합니다. 이럴 때 검사를 하면 혈당은 거의 정상이 나옵니다. 저항성은 있지만 인슐린이 훨씬 더 많이 나와 저항성을 일시적으로 극복하기 때문입니다.

이때 체중조절과 운동을 하면 저항성이 사라져 인슐린 - 세포 관계가 정상으로 돌아갑니다. 그러나 나쁜 습관을 지속하면 저항성은 점점 심해집니다. 당뇨병 전단계나 초기에는 췌장 기능이 남아 있으므로 증가된 저항성에 대항하여 인슐린을 더 많이 분비합니다. 다시 한번 혈당은 정상적으로 유지됩니다. 저항성과 과도한 인슐린 분비 사이에 일시적 평형 상태가 이루어진 겁니다. 이런 역동적 평형이 계속됩니다. 저항성이 심해지고 인슐린이 쫓아 올라가고, 저항성이 더 심해지고 인슐린이 더 오릅니다. 당뇨병 전단계는 인슐린 저항성과 인슐린 분비의 시소 게임이 치열하게 되풀이되는 소리 없는 전장입니다.

이런 시소 게임은 오래 가지 않습니다. 한국인의 췌장은 특히 약해서 인슐린이 더 나오지도 못하고 바로 당뇨병으로 돌입하기도 합니다. 저항성이 늘 인슐린 분비를 이깁니다. 정상보다 인슐린이 훨씬 많이 분비되어도 인슐린 저항성이 압도적이기 때문에 결국 혈당이 높아져 당뇨병이 됩니다. 초기 당뇨병 또는 당뇨병 전단계 때 인슐린을 측정해 보면 오히려 정상보다 높은 경우가 많습니다. "인슐린이 높습니다"라고 하면, "인슐린이 높은데 왜 당뇨병에 걸리느냐"고 반문합니다. 인슐린은 높지만 인슐린 저항성을 극복할 만큼 충분하지 않은 '상대적 인슐린 결핍'이기 때문입니다. 이렇게 인슐린 저항성을 방치하면 인슐린이 풍부해도 당뇨병이 발병합니다. 경제에 비유하자면 '흑자도산'입니다.

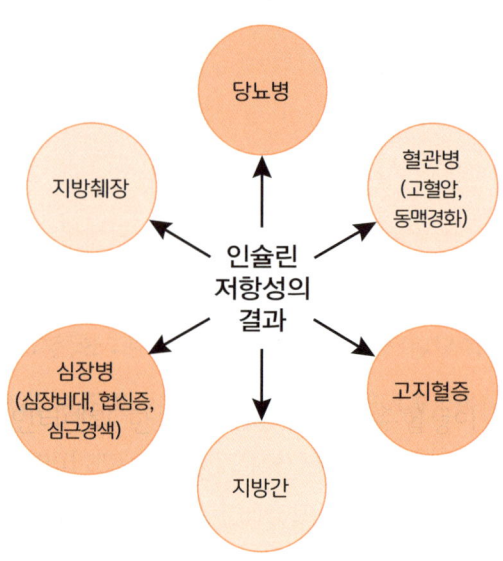

3 ◆ 인슐린과 혈당의 전쟁터 - 뱃살, 간, 췌장 그리고 허벅지

1) 제2형 당뇨병 발병의 시초인 뱃살

혈당을 정상으로 유지한다는 것은 여러 장기가 협동한 결과입니다. 간단해 보이지만 실제로는 많은 장기가 복잡한 상호작용을 주고받으며 혈당을 조절합니다. 그중 가장 중요한 장기는 뱃살, 간, 췌장, 허벅지입니다(뱃살과 허벅지를 장기라고 할 수는 없지만 그냥 넘어갑시다). 네 가지가 다 중요하지만 치료적인 면에서는 뱃살을 먼저 이해해야 합니다.

뱃살은 모든 병의 원인입니다. 그리고 당뇨병의 아주 중요한 원인입니다. 뱃살이 많으면 문제라는 것은 의학적 지식이 없어도 짐작할 수 있는 사실입니다. 사실은 뱃살이 너무 없어도 문제입니다. 일단 뱃살이 많은 경우부터 보겠습니다. 뱃살은 지방세포로 이루어졌습니다. 지방세포는 지방을 담기 위해 만들어진 세포입니다. 말 그대로 거의 지방으로 이루어져 있습니다. 지방은 고열량의 에너지입니다. 탄수화물과 단백질은 1g당 4칼로리에 불과하지만, 지방은 1g당 무려 9칼로리의 에너지를 갖고 있습니다. 훗날을 위해 쓰고 남은 에너지를 보관하려면 아무래도 무게당 에너지가 많은 지방이 유리합니다. 또 하나의 이점이 있습니다. 기름은 물과 섞이지 않습니다. 탄수화물과 단백질을 몸에 저장하려면 필연적으로 물과 함께 저장됩니다. 그러면 부피가 커지고 무거워집니다. 그러나 지방은 물을 배척합니다. 무게도 가볍고 부피마저 아주 작습니다. 따라서 쓰고 남은 에너지는 우선 지방으로 바꿔 지방세포 속에 보관합니다.

지방세포의 모임이 바로 뱃살입니다. 뱃살(지방세포)도 인슐린의 명령을 받습니다. 인슐린은 중성지방과 포도당을 지방세포가 보관하게 합니다. 그 결과 지방세포를 살찌게 합니다. 그래서 인슐린 주사를 맞거나, 인슐린이 많이 나오게 하는 혈당약(설폰아마이드)을 먹으면 뱃살이 찝니다. 인슐린이 떨어지면 반대가 됩니다. 지방세포는 가지고 있던 중성지방을 지방산으로 바꾸어 혈중으로 방출합니다. 인슐린이 낮은 경우는 공복 상태입니다. 이때는 포도당 먹는 하마인 뇌가 혈당을 거의 다 가져갑니다. 근육, 심장, 위장관, 기타 장기는 지방산을 에너지로 써야 합니다. 이때 뱃살이 중요한 역할을 합니다.

그런데 지방세포가 보관할 수 있는 한도 이상으로 지방산이 많거나(과식), 인슐린이 아예 안 나오거나, 지방세포에 인슐린 저항성이 생기면 지방세포는 시도 때도 없이 지방산을 혈중으로 방출합니다. 가장 극단적인 형태는 제1형 당뇨병과 제2형 당뇨병의 급성기입니다. 제1형 당뇨병은 아무 예고도 없이 인슐린이 거의 나오지 않는 병입니다. 갑자기 인슐린이 없어지니 지방세포는 모든 지방을 다 방출합니다. 몸 전체로 보면 살이 갑자기 빠집니다. 제2형 당뇨병은 인슐린은 있지만 지방세포의 인슐린 저항성을 극복할 정도로 충분하지는 않은 병입니다. 역시 지방세포가 지방산을 혈중으로 방출합니다. 그 결과 당뇨병의 전형적인 증상 중 하나인 체중감소가 일어납니다. 얼마 전에 유행했던 저탄수화물 고지방(저탄고지) 다이어트가 바로 이런 작용을 이용한 것인데, 인위적으로 당뇨병과 똑같은 현상을 일으키는 어리석은 짓입니다.

이렇게 극단적인 경우가 아니라면 지방세포는 과량의 지방산을 천천히 혈중으로 방출합니다. 그 결과 주변의 장기에 지방이 끼어 **지방간과 지방췌장**이 초래됩니다. 멀리 있는 장기에도 갑니다. 근육으로 가서 지방근육을 만들고, 피부에 침착되어 지방종을 만들기도 합니다. 지방간, 지방췌장, 지방근육은 바로 당뇨병의 핵심 기전입니다.

2) 지방간은 인슐린 저항성으로 이어진다

간의 별명은 '우리 몸의 화학공장'입니다. 음식과 우리 몸에서 발생하는 독소를 제거하는 해독작용을 하고, 우리 몸에 필요한 여러 가지 물질을 만드는 중요한 장기입니다. 대사질환과 관련된 기능만 보면 간은 포도당, 콜레스테롤, 중성지방을 만듭니다. 이 과정이 잘못되면 당뇨병, 고지혈증이 생긴다는 뜻입니다. 혈당 면에서 볼 때 간은 인슐린에 의해 꺼지고 켜지는 보조 배터리입니다. 음식이 들어와 인슐린이 나오면 간은 포도당 생성을 잠시 멈춥니다. 이미 음식을 통해 지천으로 포도당이 넘쳐나는데 굳이 간이 포도당을 만들 필요가 없습니다.

음식이 들어온 지 3시간 정도 지나면 혈당이 떨어지면서 혈중 인슐린 농도도 아주 낮아집니다. 인슐린이 거의 없는 상태가 바로 간이 포도당 생산을 시작하게 하는 스위치입니다. 그래야 우리가 굶을 때 혈당이 정상을 유지할 수 있습니다. 안 그러면 저혈당으로 죽을 수도 있습니다. **간은 굶었을 때 포도당을 방출하는 중요한 장기입니다.** 긴 밤을 자면서 굶고 아침에 일어나 눈을 뜰 수 있는 것은 밤새 간이 포도당을 만들었기 때문입니다. 아침 공복혈당은 밤 사이에 간이 활동한 결과입니다.

간에 문제가 생기면 혈당 유지가 어려워집니다. 간이 인슐린의 명령을 잘 듣지 않는다고 해봅시다. 인슐린이 간에게 포도당을 생산하지 말라는 명령을 내렸는데, 간이 말을 듣지 않고 포도당을 생산합니다. 간에 인슐린 저항성이 생기면 이런 상황이 벌어집니다. 밤새 잠을 자는 동안에도 췌장에서는 아주 소량의 인슐린이 나와 간의 포도당 생산을 조절합니다. 포도당을 너무 많이 생산하지 못하게 하는 겁니다. 그런데 간에 인슐린 저항성이 생기면 포도당을 정상보다 더 많이 생산해서 아침 공복혈당이 높아집니다. 당뇨병이 아니라도 이런 일이 있을 수 있습니다. 공복혈당장애라고 합니다(100~125 mg/dL). 간의 인슐린 저항성은 식사 후 혈당에도 문제가 됩니다. 식사를 하면 인슐린이 평소보다 훨씬 많이 나와 간의 포도당 생산을 거의 완전히 차단합니다. 음식으로 들어온 당이 많으니 당연합니다. 그런데 간이 인슐린에 저항하면 음식이 들어와도 간에서 포도당을 만들어 혈중으로 방출합니다. 그 결과 식후혈당이 높아집니다. 식후혈당이 높은 원인은 췌장과 근육의 문제가 가장 크지만 간의 인슐린 저항성과도 관계가 있습니다.

그렇다면 간의 인슐린 저항성은 왜 생길까요? 바로 **지방간** 때문입니다. 간에 지방이 낀 상태를 지방간이라고 하는데 간효소AST/ALT 검사나 복부 초음파를 통해 진단할 수 있습니다. 최근에는 파이브로스캔Fibroscan이라는 검사 장비로 진단하기도 합니다. 지방간이 되면 간세포의 인슐린 수용체에 문제가 생겨 정상적인 인슐린의 작용을 받아들이지 못합니다. 그 결과 인슐린의 포도당 생산 중지 신호에 따르지 못하고 시도 때도 없이 포도당을 만들어 혈당을 높입니다.

간에 인슐린 저항성이 생긴다고 처음부터 혈당에 문제가 생기는 것은 아닙니다. 간의 여러 가지 작용 중 인슐린 저항성에 가장 취약한 부분은 콜레스테롤과 중성지방 합성입니다. 평소에 인슐린은 간의 중성지방 방출을 억제합니다. 그런데 인슐린 저항성이 발생하면 간에서 통제불능 상태로 중성지방이 방출됩니다. 그 결과 중성지방이 높은 이상지혈증 또는 고중성지방혈증이 초래됩니다. 검진에서 지방간과 약간의 이상지혈증 또는 고중성지방혈증을 진단받았다면, 그리고 혈당까지 100 mg/dL 이상이 나왔다면 당뇨병으로 가는 지름길로 들어선 것입니다.

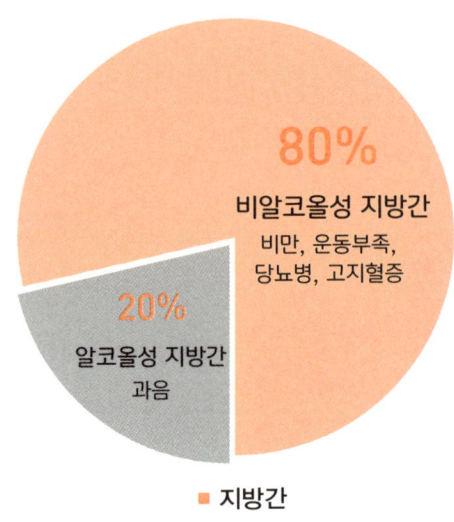

3) 췌장 지방은 인슐린 분비를 감소시킨다

췌장은 두 가지 역할을 합니다. 소화액을 소장으로 분비하는 소화기관이자, 혈당조절 호르몬인 인슐린과 글루카곤을 분비하는 내분비기관입니다. 췌장 전체 무게의 1% 정도가 내분비기능을 하는 세포입니다. 인슐린 분비 세포를 베타세포beta cell라 하고, 인슐린과 반대 작용을 하는 글루카곤을 분비하는 세포를 알파세포alpha cell라 합니다.

췌장의 베타세포는 혈당이 올라가면 불과 3분 내에 감지해서 인슐린을 혈중으로 방출합니다. 굉장한 순발력입니다. 췌장 세포에 문제가 생기면 혈당이 올라가는 것도 늦게 감지하고, 인슐린 분비 속도도 완만해집니다. 당뇨병 전단계에 이미 이런 현상이 나타나고, 제2형 당뇨병이 진행되면 현저해집니다.

그런데 췌장에 지방이 끼면 혈당은 아직 정상이지만 인슐린 분비에 문제가 생깁니다. 배양한 췌장 세포에 지방산을 뿌리면 48시간 내에 인슐린 분비가 완전히 차단됩니다. 인체 실험에서도 지방 함량이 높은 음식을 먹으면 췌장에서 인슐린 분비가 급격하게 저하됩니다. 포화지방산이 더 심하지만 불포화지방산도 인슐린 분비를 억제합니다. 저탄고지 다이어트를 하면 저탄수화물에 의해서도 인슐린이 거의 나오지 않지만, 고지방에 의해 더 심각하게 인슐린 분비가 차단됩니다. 설상가상으로 나중에 잘못을 깨닫고 지방을 줄여 먹어도 췌장 기능이 다시 돌아오지 않을 수 있어 많은 전문가들이 우려하고 있습니다.

뱃살, 즉 복부비만이 생기면 췌장에 지방이 끼어 인슐린 분비능이 심각하게 훼손될 수 있는데, 이미 지방간에 의해 혈당이 올라가 있다면 시너지 효과로 악영향이 더 심해집니다. 복부비만이 심하면 식후혈당의 가장 큰 조절자인 근육마저 무사

하지 않기 때문에 더욱 심각합니다.

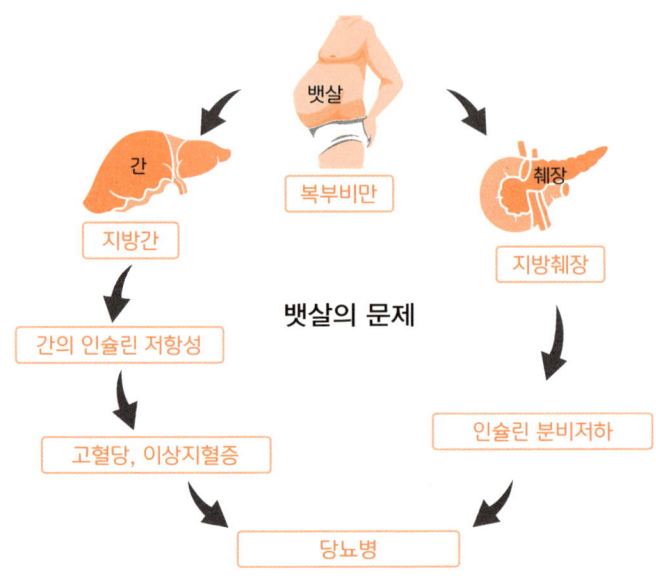

뱃살의 문제

4) 허벅지 근육 수축 운동으로 혈당을 떨어뜨릴 수 있다

근육은 혈당조절에 매우 중요한 기관입니다. 식후혈당의 약 70%를 팔다리 근육이 흡수합니다. 그 중에서 허벅지 근육이 가장 많은 혈당을 흡수합니다. 근육은 포도당 외에 지방산도 에너지원으로 쓸 수 있습니다. 공복 상태에서는 지방산을 에너지로 쓰고, 음식이 들어와 포도당이 넘칠 때는 포도당을 에너지원으로 씁니다.

뱃살이 많아 혈중에 지방산이 많으면 근육은 우선 지방산을 씁니다. 정상적으로는 음식이 들어오면 인슐린 농도가 높아집니다. 인슐린은 지방세포에 작용하여 지방산을 혈중으로 방출하지 못하게 합니다. 그러나 뱃살이 늘어나면 음식이 들어와도 지방산을 방출하기 때문에 식후에 포도당과 지방산이 다 높아집니다. 근육은 두 가지 중 하나를 고릅니다. 지방산을 우선 에너지로 쓰고, 포도당이 근육으로 들어오는 것을 차단합니다. 식후혈당의 가장 큰 고객인 근육이 포도당을 거부하는 겁니다. 그 결과 식후혈당이 높아집니다. 직접 인슐린에 저항하지는 않지만 결과적으로 인슐린의 혈당 흡수 명령에 대한 저항입니다. 또한, 근육에 지방이 끼면 근육의 인슐린 수용체가 인슐린과 잘 결합하지 않습니다. 직접적인 인슐린 저항성입니다. 그 결과 혈당을 잘 흡수하지 않게 됩니다. 근육은 이렇게 두 가지 방식으로 인슐린의 혈당 흡수 명령에 저항합니다.

하지만 운동으로 인슐린 저항성을 극복할 수 있습니다. 근육의 포도당 흡수, 즉 혈당 강하 작용은 인슐린 말고도 다른 경로가 있습니다. 바로 근육 수축입니다. 근육을 수축하면 인슐린이 있든 없든 혈당을 흡수합니다. 인슐린이 나오지 않는 제1형 당뇨인도 식후에 운동을 하면 어느 정도 혈당이 떨어지는 것이 바로 이 때문입니다.

정리하면 제2형 당뇨병의 시초이자 가장 중요한 부분은 뱃살이고, 대항하는 장기는 근육, 특히 허벅지 근육입니다. 당뇨병을 예방하고 조절하려면 뱃살을 줄이고 허벅지를 굵게 해야 합니다. 어떻게? 바로 운동입니다. 당뇨병은 허벅지와 뱃살의 싸움입니다.

2부

당뇨병의 진단과 치료

3장
당뇨병의 증상과 진단

1 ◆ 당뇨병의 증상

요즘은 건강검진이 워낙 대중적이라 당뇨병의 증상이 나타나기 전에 혈액검사로 미리 진단하는 경우가 많습니다. 그러나 아직도 당뇨병의 조기 발견이 늦어져 여러 가지 증상이 나타난 후 병원에 오는 사람도 적지 않습니다.

당뇨병은 전형적인 증상이 있습니다. '삼다(다뇨, 다음, 다식)' 증상이라고도 하고, 영어로 '3P polyuria, polydipsia, polyphagia'라고도 합니다. 당뇨병이 진행되면 포도당이 세포로 들어가지 못하고 혈액에 넘치게 됩니다. 혈액의 삼투압이 높아지기 때문에 소변을 많이 봅니다(다뇨). 소변을 많이 보면 탈수가 되기 때문에 목이 말라 물을 많이 마십니다(다음). 그런데 세포는 포도당을 받지 못해 계속 굶는 상태이므로 식후에도 포만감 신호를 뇌에 보내지 못하고, 그 결과 뇌는 배고픔을 느껴 많이 먹게 됩니다(다식). 다뇨, 다음, 다식 증상과 함께 뱃살과 엉덩이, 허벅지가 함께 빠지면서 체중이 줄어듭니다. 삼다 증상과 체중 감소가 있다면 일단 당뇨병을 의심하는 것이 좋습니다. 근처 의원에서 간단한 혈액검사만으로 쉽게 진단할 수 있습니다.

2 ◆ 당뇨병의 진단

아래 4가지 측정치 중 하나라도 당뇨병 범주에 들면 다른 측정치가 정상이라도 당뇨병이라고 진단합니다.

1) 공복혈당 - 과거에는 공복혈당이 140 mg/dL 이상이면 당뇨병이라고 정의했습니다. 그러나 연구 결과 140 mg/dL 미만의 혈당도 치료하지 않으면 합병증이 생긴다는 것이 알려졌습니다. 그 결과 비정상 혈당의 기준도 내려갔습니다. 현재는 8시간 이상 공복으로 자고 일어나 정맥혈로 혈당을 쟀을 때 126 mg/dL 이상이면 당뇨병이라고 정의합니다.

2) 식후혈당 - 공복혈당만 체크하면 식후혈당이 나쁜 것을 놓칠 수 있습니다. 보통 식후혈당이 먼저 나빠지고 갈 때까지 가서 공복혈당이 나빠지는 경우가 많기 때문에, 공복혈당만 체크해서는 당뇨병을 조기 진단할 수 없습니다. 그래서 식후혈당

기준이 생겼습니다. 식사와 관계없이 아무 때나 정맥혈로 혈당을 쟀을 때 200 mg/dL 이상이고, 당뇨병의 전형적 증상인 많이 먹기, 많이 마시기, 소변 많이 보기, 급격한 체중 감소 등의 증상이 동반되면 당뇨병으로 진단합니다.

3) 경구 포도당 부하검사 – 당뇨병이 진행될 때까지 기다리지 않고 대량의 순수 포도당을 투여해서 숨겨진 당뇨병을 발견하는 방법입니다. 좋은 시절에는 사람의 성품이 드러나지 않습니다. 고난을 겪고 삶의 바닥까지 갈 때 진면목이 드러나지요. 우리 몸도 마찬가지입니다. 포도당을 대량 투여해서 반응을 보면 숨어있던 당뇨병이 드러납니다. 입으로 포도당 부담을 준 후 혈당 수치를 측정한다고 하여 '경구 포도당 부하검사'라고 합니다. 75 g의 순수 포도당을 액체로 만들어 마시고 2시간 후에 혈당을 재서 140 mg/dL 미만을 정상, 140~200 mg/dL면 당뇨병 전단계, 200 mg/dL를 넘으면 당뇨병이라고 진단합니다.

4) 당화혈색소 - 가장 최근에 당뇨병의 진단 방법으로 인정된 혈액검사입니다. 적혈구 속에는 혈색소(헤모글로빈)라는 물질이 들어있습니다. 혈색소는 산소를 운반하므로 적혈구에서 가장 중요한 성분이라 할 수 있습니다. 당뇨병이 생겨 혈액 속에 포도당이 많은 상태가 지속되면, 포도당이 혈색소와 결합

하여 당화혈색소가 됩니다. 당화혈색소가 얼마나 많은지 측정하면 최근 혈당이 얼마나 높았는지 알 수 있습니다. 적혈구는 수명이 약 3개월이므로 당화혈색소는 약 2~3개월 사이의 혈당의 **평균치를** 반영합니다. 혈당 검사는 그 시점의 혈당만 알 수 있습니다. 검사 시 상태가 좋아 당뇨병 환자가 당뇨병이 아니라고 나오거나, 당뇨병이 아닌데 일시적으로 상태가 나빠 당뇨병으로 진단받을 수 있습니다. 당화혈색소는 진단 당시 환자 상태와 큰 상관이 없으며, 공복 여부와도 관계없이 일정한 값이 나오는 장점이 있습니다. 당화혈색소의 정상치는 5.6% 이하입니다. 5.7~6.4% 범위를 당뇨병 전단계라고 하고 6.5% 이상을 당뇨병이라고 진단합니다.

> **포인트**
>
> **✓ 당뇨병의 진단 – 아래 4가지 중 한 가지라도 해당될 때**
>
> - 공복혈당이 두 번 이상 126 mg/dL 이상으로 측정될 때
> - 아무 때나 측정한 혈당이 200 mg/dL 이상이면서 당뇨병의 증상이 있을 때
> - 경구 포도당 부하검사에서 2시간 혈당이 200 mg/dL 이상일 때
> - 당화혈색소가 6.5% 이상일 때

3 ✦ 당뇨병의 종류

과거에는 당뇨병이 다 같은 당뇨병이라고 생각했는데 현재는 다섯 가지 이상의 유형이 있다고 알려졌습니다. 하지만 분류가 너무 많으면 전문가가 아닌 일반인이 이해하기 힘들기 때문에 아직도 편의상 제1형과 제2형의 두 가지로 분류합니다. 그 외에 임신 중에 생기는 임신성 당뇨병, 췌장 기능에 영향을 주는 췌장염이나 췌장암에 의해 생기는 제3c형 당뇨병도 있습니다. 과거에는 거의 없다고 생각했던 성인형 1형 당뇨병latent autoimmune diabetes in adult, LADA도 점점 늘어납니다. 그러나 제2형 당뇨병이 전체의 95%를 차지하므로 보통 당뇨병이라고 하면 제2형 당뇨병을 의미하는 경우가 많습니다.

1) 제1형 당뇨병

제1형 당뇨병은 주로 청소년기에 발생합니다. 인슐린을 분비하는 췌장의 베타세포가 자가면역반응에 의해 전격적으로 파괴되어 전조 증상 없이 갑자기 혈당이 오르고, 체중이 빠지고, 목이 마르고, 소변이 많이 나옵니다. 췌장에서 인슐린이 거의 나오지 않기 때문에 인슐린을 주사로 맞아야만 조절이 가능합니다. 과거의 인식과는 달리 30대는 물론 4~50대에도 간간히 발생합니다. 전체 당뇨병의 1~5% 정도 차지하는 것으로 알려졌지만 최근 전 세계적으로 환자가 꾸준히 늘고 있습니다. 바이러스, 영아 시기의 잘못된 이유식, 유전적 경향 등이 원인으로 지목되고 있으나 확실한 것은 없습니다. 예방법도 없는데 드물게 발생하는 것이 그나마 다행인 병입니다.

2) 제2형 당뇨병

제2형 당뇨병은 우리가 흔히 당뇨병이라고 지칭하는 병입니다. 주로 40~50대에 발생합니다. 잘못된 식습관에 의한 비만, 지방간, 근육 부족 등이 원인입니다. 처음에는 인슐린이 웬만큼 나오기 때문에 식사와 운동, 먹는 약으로 조절합니다. 그러나 제대로 조절하지 않고 시간이 흐르면 췌장에서 인슐린이 완전히 고갈되어 결국 인슐린 주사를 맞게 됩니다. 제2형 당뇨인이 나중에 인슐린을 맞게 되면 제1형 당뇨병이 되는 것으로 오해하는 일이 있는데, 그렇지 않습니다. 여전히 제2형 당뇨병 또는 인슐린 비의존 당뇨병이라고 합니다. 자가면역에 의해 췌장 베타세포가 파괴되어 발생하는 당뇨병만이 제1형 당뇨병입니다. 제2형 당뇨병은 잘못된 식습관에 의한 '인슐린 저항성'과 저항성을 이길 만큼 인슐린이 나오지 못하는 '상대적 인슐린 결핍'의 합작에 의해 발생합니다. 따라서 인슐린 저항성을 개선하는 것이 예방이자 치료입니다.

	제1형 당뇨병	제2형 당뇨병
발병 연령	청소년기	30대 이후 중장년
증상 발현	전격적이고 급박함	느리고 점진적
발병 원인	염증으로 췌장이 파괴되어 인슐린이 나오지 않음	인슐린은 분비되나 인슐린 작용에 문제가 있음
발병 기전	자가면역에 의한 췌장파괴	인슐린 저항성
치료	인슐린 주사	경구용 약물로 시작
예방법	없음	운동과 올바른 식사
유병률	전체 당뇨병의 1~5%	전체 당뇨병의 95%

■ 1형 당뇨병과 2형 당뇨병의 차이

3) 임신성 당뇨병

임신성 당뇨병은 평소에는 당뇨병이 아니었다가 임신 때 당뇨병이 발현되는 경우를 의미합니다. 대부분 출산 후 당뇨병이 없어지지만 일부에서는 계속 남아 당뇨병으로 진행하기도 합니다. 과거에는 임신성 당뇨병이 많지 않았습니다. 그러나 최근에는 임부 10명당 1명 정도가 임신성 당뇨병을 진단받습니다(2011년 한국 통계). 임신성 당뇨병이 증가한 이유는 여러 가지입니다. 결혼과 임신이 늦어진 탓도 있고, 청년층의 과체중과 비만도가 심해진 것도 이유입니다. 임신성 당뇨병은 다음과 같은 경우에 더 잘 생깁니다.

포인트

∨ 임신성 당뇨병 위험군

- 25세 이후 임신
- 임신 전 당뇨병 전 단계
- 당뇨병의 가족력
- 이전 출산에서 임신성 당뇨병
- 임신 전 과체중 또는 비만
- 뚜렷한 이유 없이 사산 조산 유산 등의 경험
- 동양인, 히스패닉, 흑인

    임신성 당뇨병은 경구 포도당 부하검사를 통해 진단합니다. 기관에 따라 두 가지 방법을 씁니다. 두 가지 방법 중 하나만 양성이 나와도 당뇨병입니다. 아래는 2019년 대한당뇨병학회의 당뇨병 치료 지침입니다. 검사 시간과 고통을 줄이기 위해 1단계 진단법을 선호합니다.

    임신성 당뇨병이 생기는 이유는 태아에게 영양분을 더 많이 공급하기 위해 엄마의 몸에 약간의 인슐린 저항성이 생기기 때문입니다. 인슐린 저항성을 유발하여 엄마가 받을 영양분을 태아에게 보내는 거죠. 따라서 임신을 하면 정상적으로

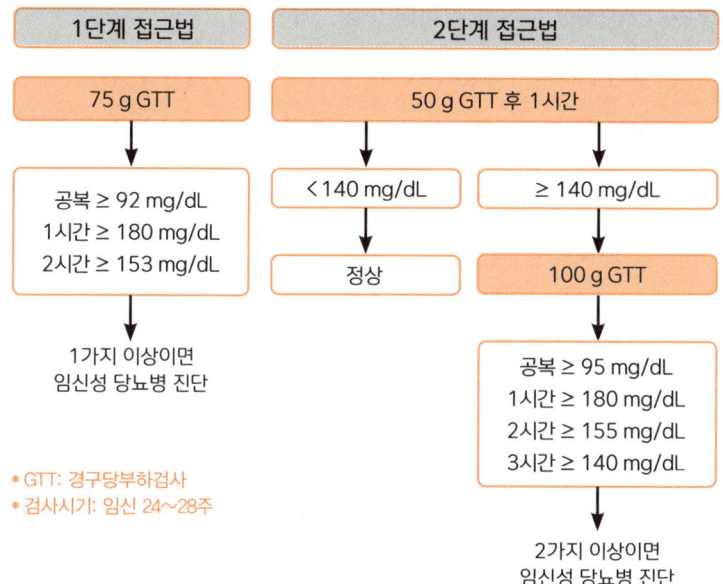

■ 임신성 당뇨병 진단 알고리즘

혈당이 약간 오르고, 중성지방도 올라 이상지혈증이 됩니다. 이런 적응 현상이 좁은 범위 안에서 성공적으로 일어나면 병이 아니지만, 임신 전부터 과체중이나 비만 또는 유전적인 영향으로 인슐린 저항성이 있었다면 임신성 당뇨병으로 진행할 수 있습니다.

대부분의 임신성 당뇨병은 출산 후에 정상이 되지만 여기서 끝이 아닙니다. 임신성 당뇨병이 있었던 사람은 나중에 당뇨병이나 심장병이 생길 위험이 매우 높습니다. 영국의 임신성 당뇨병 여성 9,000여명을 20년간 추적 관찰한 대규모 연구에 따르면 이들은 일반 인구보다 당뇨병이 약 20배 더 많이 발생했습니다. 심장병은 2.8배, 고혈압도 2배나 더 많았습니다. 종합해보면 임신성 당뇨병이 있었던 사람은 출산 후 20년 내에 50~60%가 당뇨병에 걸렸습니다.

임신성 당뇨병 환자의 아이는 어떻게 될까요? 엄마가 임신성 당뇨병이 있으면 아이가 거대아로 태어날 확률이 높습니다. 아이가 크면 출산 시 산모와 아이에게 여러 가지 합병증이 더 많이 발생합니다. 아이는 자궁에서 엄마의 고혈당에 적응하느라 인슐린이 많이 나왔는데, 출생 후 엄마와 분리되면 과도한 인슐린으로 오히려 저혈당에 빠질 위험이 큽니다. 자라면서 유아기와 청소년기에 과체중이나 비만, 당뇨병에 걸릴 위험도 높아집니다. 제2형 당뇨병뿐만 아니라 제1형 당뇨병의 발생도 늘어납니다.

따라서 임신성 당뇨병은 예방과 사후관리가 중요합니다. 임신성 당뇨병을 예방하려면 비만한 여성은 임신 전부터 체중을 줄이고, 하루 30분 정도 운동을 규칙적으로 하는 것이 좋습니다. 식사가 가장 중요한데 단순 탄수화물을 줄이고 섬유소가 많은 전곡류와 채소, 적당량의 과일을 먹는 것이 좋습니다. 하지만 혈당이 조절되지 않으면 과일을 피해야 합니다.

　일단 임신성 당뇨병이 발병했다면 사후관리가 아주 중요합니다. 임신성 당뇨병이 나중에 당뇨병이 되기 쉽다는 연구는 대부분 여러 가지 사정(진료비, 외딴 지역 등)으로 의사를 자주 보기 힘든 사회에서 행해졌습니다. 예를 들어 산후 1년 내에 의사를 방문한 사람이 50%, 2년째 방문한 사람은 30%도 되지 않았습니다. 우리나라는 상대적으로 병원 문턱이 낮아 임신성 당뇨병의 사후관리에 유리합니다. 임신성 당뇨병이 있었다면 매년 병원에 방문하여 당화혈색소나 혈당을 측정해야 합니다. 또한 당뇨병 예방을 위해 올바른 식습관과 규칙적으로 운동하는 습관을 길러야 합니다.

4) 성인형 제1형 당뇨병
(Latent Autoimmune Diabetes in Adult, LADA)

　제1형 당뇨병이 꼭 청소년기에만 나타나는 것은 아닙니다. 보통 30대 후반에 발생하는 당뇨병은 대부분 제2형 당뇨병입니다. 그러나 극히 일부에서 당뇨병이 생길 만한 생활습관도 없고, 비만하지도 않고, 가족력도 없는데 느닷없이 당뇨병이 생기는 경우가 있습니다. 처음에는 당연히 제2형 당뇨병으로 진단하고 치료하는데 급속히 혈당이 나빠지고 진단 2~3년 안에 결국 인슐린을 써야 하는 경우가 있습니다. 과거에는 그냥 혈당이 조절되지 않아 췌장이 빨리 나빠진다고 추정했습니다. 그러나 최근 연구에 의하면 이런 사람은 췌장에 자가면역성 염증이 생겨 인슐린이 분비되지 않는 것입니다. 즉, 제1형 당뇨병인데 단지 발생 연령이 상대적으로 높고 임상경과가 조금 느리게 진행하는 것뿐입니다. 자가면역성 당뇨병autoimmune diabetes이 성인기에adult 서서히latent 발생한다고 하여, latent autoimmune diabetes in adultLADA라고 합니다. 당뇨병 진단이 점점 정확해지면서 우리나라에서도 많이 발견되고 있습니다.

5) 제3c형 당뇨병(type IIIc diabetes)

당뇨병과 가장 밀접하게 관련된 암은 간암과 췌장암입니다. 당뇨병이 있으면 췌장암의 위험은 약 2배가 됩니다. 당뇨병을 오래 앓은 분이 다른 이유 없이 갑자기 살이 빠지고 혈당이 조절되지 않으면 췌장암을 의심하여 검사를 하게 됩니다.

그러나 반대의 경우도 있습니다. 췌장에 만성 염증이나 인슐린을 분비하지 못할 정도의 혹이 생기면 당뇨병이 발현될 수 있습니다. 초기에 염증이나 혹을 미처 발견하지 못한 상태에서 인슐린 분비가 저하되면서 당뇨병이 먼저 나타납니다. 이런 경우가 많다면 당뇨병 진단 때 췌장에 대한 검사를 모두 다할 텐데 그렇게 많지는 않습니다. 연구에 의하면 당뇨병을 처음 진단받은 사람 중 약 3%가 췌장의 문제 때문입니다. 최근에는 약 8%라는 보고도 있지만 아직은 분명하지 않습니다. 우리나라 자료는 아직 없지만 과음, 흡연하는 사람이 갑자기 당뇨병이 생기면 췌장검사도 고려해야 합니다.

포인트

∨ 나의 당뇨병 위험은?

당뇨병은 예방이 중요합니다. 특히 당뇨병에 걸릴 위험이 높은 사람들은 미리 그 사실을 알고 예방에 힘써야 합니다. 당뇨병 고위험군은 다음과 같습니다.

- 부모 중 한쪽 또는 양친이 모두 당뇨병이 있는 사람
- 임신성 당뇨병을 앓은 여성
- 비만 또는 복부 비만(체질량지수>25, 또는 허리둘레 90 cm 이상인 남성이나 85 cm 이상인 여성)
- 늘 지방간을 진단받는 사람(초음파 또는 혈액검사)
- 이상지혈증이 있는 사람(공복 중성지방 150 mg/dL 이상)
- 검진에서 공복혈당이 100 mg/dL를 넘는 사람
- 운동 부족

4장

당뇨병의 합병증

　당뇨병은 혈관병입니다. 당뇨병은 혈액에 과다한 포도당이 존재하는 병이므로 혈액이 가는 모든 곳에 문제를 일으키기 때문입니다. 높은 혈당 또는 인슐린 저항성, 고지혈증과 높은 혈압에 의해 온 몸의 혈관에 손상이 옵니다. 그 결과 온몸에 합병증을 일으킵니다. 당뇨병의 첫 번째 사망원인 역시 심혈관질환입니다.

　당뇨병이 있으면 세포의 에너지 대사가 이상해집니다. 대표적으로 심장세포가 제대로 기능을 하지 못합니다. 그래서 당뇨병이 오래되면 관상동맥이 멀쩡한데도 심장기능이 떨어져 심부전증이 생깁니다. 또한 혈당이 높으면 몸에서 염증물질과 산화물질이 많아집니다. 염증과 산화는 암의 중요한 유발인자입니다. 당뇨병의 두 번째 사망원인이 바로 암입니다. 인슐린 저항성과 염증과 산화는 뇌세포에 문제를 일으킵니다. 당뇨인은 치매가 될 위험이 비당뇨인에 비해 훨씬 높습니다. 치매를 다른 말로 제3형 당뇨병이라고 하는 이유입니다.

1 ◆ 혈관 합병증

혈관 합병증은 대혈관 합병증과 미세혈관 합병증 등 크게 두 가지로 나눕니다. 대혈관 합병증이란 눈에 보이는 큰 혈관이 좁아지는 것으로 뇌졸중, 심장병, 하지혈관폐색증을 일으킵니다. 미세혈관 합병증은 확대경이나 현미경으로만 볼 수 있는 작은 혈관에 문제가 생기는 것으로 눈, 신경, 콩팥에 문제를 일으킵니다. 혈관 합병증을 막으려면 혈당은 물론 혈압과 고지혈증을 철저히 관리해야 합니다.

1) 대혈관 합병증

대혈관은 편의상 뇌에 혈액을 공급하는 경동맥, 심장에 혈액을 공급하는 관상동맥, 사지에 혈액을 공급하는 말초동맥으로 분류합니다. 대혈관 합병증은 혈당보다는 혈중 콜레스테롤 농도와 혈압에 좌우됩니다. 고혈압과 고지혈증을 제대로 치료하지 않고 혈당만 조절하면 대혈관 합병증을 예방할 수 없습니다.

경동맥에 콜레스테롤이 쌓이면 동맥이 좁아지고 급기야 혈전이 생깁니다. 혈전은 피를 타고 뇌로 흘러가 뇌혈관을 막아 버립니다. 이런 상태를 **뇌경색증**이라고 합니다. 혈전이 크다면 심한 후유증이 남고, 아주 작으면 당장은 증상이 없지만 아주 작은 뇌경색증이 반복되어 나중에 **허혈성 치매**가 올 수 있습니다. 당뇨인은 비당뇨인에 비해 뇌경색증의 위험이 2배 이상 높습니다. 설상가상으로 뇌경색증이 생기면 생존율과 장애를 남기지 않고 회복될 가능성이 비당뇨인보다 25%나 낮습니다. 또한 뇌경색증이 더 자주 재발합니다. 당뇨병 자체가 뇌경색증의 발생, 재발, 결과에 악영향을 주는 것입니다.

심장에 피를 공급해주는 관상동맥에 콜레스테롤이 쌓이면 **협심증**이나 **심근경색증**이 생길 수 있습니다. 당뇨인은 비당뇨인에 비해 **심장병**이 2~4배 정도 많습니다. 일단 심장병이 생기면 비당뇨인에 비해 경과가 나쁩니다. 또한 같은 당뇨병이라도 여성이 남성보다 예후가 더 나쁩니다.

다리로 가는 동맥이 좁아지면 조금만 걸어도 다리가 아파 잘 걷지 못하거나, 발끝이 썩는 **당뇨족**이 생깁니다. 요즘은 당뇨병을 초기에 발견하고 치료를 잘 받기 때문에 이런 일이 적지만 담배를 많이 피우거나, 술을 많이 마시거나, 고지혈증 및 고혈압이 잘 조절되지 않는 환자에서는 아직도 발생합니다.

그래서 당뇨인은 혈압과 고지혈증 치료를 잘 받아야 합니다. 총 콜레스테롤 수치가 같아도 당뇨인은 비당뇨인에 비해 심장병 위험이 2배 정도 높습니다. 비당뇨인에게는 해롭지 않을 정도의 콜레스테롤도 당뇨인에게는 동맥경화를 일으킬 수 있습니다. 왜 그럴까요? 혈관 상태가 나쁘기 때문입니다.

당뇨인은 높은 혈당이 산화와 염증을 일으켜 이미 혈관이 손상된 상태입니다. 쉽게 말해, 혈관에 이미 흠집이 나 있습니다. 따라서 해롭지 않은 수준의 콜레스테롤도 그 틈을 타고 들어가 혈관벽에 덩어리를 만들 수 있습니다. 고혈압도 마찬가지입니다. 혈관이 정상이 아니기 때문에 혈압이 약간만 높아도 손상되고, 손상 부위로 콜레스테롤이 비집고 들어갑니다. 혈당이 높은 것 자체도 악영향을 줍니다. 혈당이 높아지면 혈액의 염증 반응이 강해지고, 혈소판이 잘 엉겨 붙어 혈전을 만들고, 심지어 동맥벽에 붙은 콜레스테롤 덩어리가 잘 부서져 **혈관 사건**vascular event을 유발합니다.

당뇨인은 대혈관 합병증을 예방하기 위해 비당뇨인보다 더 철저히 혈압과 콜레스테롤을 관리해야 합니다. 심하지 않으면 식사와 운동으로 관리하지만, 약을 써야 하는 경우도 있습니다.

2) 미세혈관 합병증

현미경이나 확대경을 써야 볼 수 있는 혈관을 미세혈관이라고 합니다. 당뇨인에서 미세혈관 합병증이 잘 생기는 곳은 **망막, 콩팥, 신경**입니다. 미세혈관 합병증은 높은 혈당과 인슐린 저항성 때문에 발생합니다. 미세혈관 합병증을 예방하려면 철저한 혈당 관리가 필수적입니다.

카메라의 필름 역할을 하는 망막에는 작은 혈관이 나뭇가지처럼 뻗어 있습니다. 혈당이 조절되지 않으면 혈관이 손상되어 혈액이 망막 속으로 흘러나옵니다. 그 결과 출혈 흔적이 남거나, 혈액 속의 콜레스테롤이 망막에 침착됩니다. 이를 **당뇨병성 망막증**이라고 합니다. 가벼우면 시야를 방해하지 않지만 진행되면 혈관이 담쟁이 덩굴처럼 무성하게 가지를 쳐서 망막을 덮어버립니다. 이럴 경우 실명까지 갈 수 있습니다. 연구에 의하면 당뇨병 전단계 때 이미 25%의 환자가 가벼운 망막증을 동반하고 있다고 합니다. 물론 당뇨병이 오래될수록 더 심해집니다. 당뇨인이 정기적으로 망막검사를 받아야 하는 이유입니다.

망막증과 짝으로 오는 미세혈관 합병증이 바로 콩팥 합병증입니다. **당뇨병성 신증**이라고 합니다. 혈당조절이 안되거나 당뇨병이 오래되면 콩팥의 작은 혈관과 사구체에 작은 틈이 생깁니다. 이 틈으로 평소에는 소변으로 빠져나가지 않는 단백질이 새어 나갑니다. 소변에 단백질이 나온다고 해서 **단백뇨**라고 합니다. 처음에는 특수검사로만 측정될 정도로 적게 나오는데 이를 '미세단백뇨'라고 합니다. 제대로 관리하지 않으면 나중에는 일반적인 소변검사에서도 발견되는 '단백뇨'가 됩니다. 단백뇨가 진행되면 콩팥 기능이 떨어지고, 어느 선을 넘으면 회복이 불가능할 정도로 기능이 나빠져 결국 투석을 하게 됩니다. 동양인은 서양인에 비해 당뇨병성 신증이 훨씬 잘 생깁니다. 당뇨병이 25년 정도 되면 약 80%에서 당뇨병성 신증이 생긴다고 합니다. 당뇨병 조절과 치료가 신통치 않았던 과거의 통계이지만 철저한 혈당관리의 필요성을 일깨워줍니다.

신경도 세포로 되어 있고, 혈액을 공급받아야 합니다. 큰 나무를 휘감아 도는 담쟁이처럼 세포에 혈액을 공급하는 혈관이 신경다발의 외부를 감싸고 있습니다. 혈당이 잘 조절되지 않으면 이 혈관이 좁아져 신경세포에 혈액을 공급하지 못합니다. 그 결과 신경세포 기능에 이상이 생깁니다. 다리로 가는 신경에 문제가 생기면 **말초신경 합병증**이 발생하고, 심장과 내장으로 가는 자율신경에 문제가 생기면 **자율신경 합병증**이 발생합니다. 말초신경 합병증은 보통 양쪽 발이 찌릿찌릿 아프거나, 시리거나, 충만감을 느끼는 증상이 나타납니다. 두꺼운 양말을 신은 것처럼 감각이 둔해지거나, 몽실몽실한 솜이불이나 구름

위를 걷고 있는 것처럼 느껴지기도 합니다. 자율신경합병증은 증상을 완화시키기 어렵습니다. 심장의 박동을 조절하는 자율신경에 손상이 오면 심장이 순발력 있게 뛰지 못해 기립성 저혈압이나 어지럼증이 옵니다. 소화기관의 자율신경에 문제가 생기면 늘 소화가 안되고, 변비나 설사가 번갈아 오기도 합니다. 요즘은 초기에 치료를 잘 하고 혈당 관리도 잘 되는 편이어서 옛날에 비해 이런 증상이 많지는 않습니다.

2 · 당뇨병과 암

당뇨인의 첫 번째 사망원인은 심혈관 질환입니다. 두 번째는 좀 엉뚱하게도 암입니다. **당뇨인은 비당뇨인보다 암에 잘 걸립니다. 암 발병율과 사망률이 높습니다.** 제1형 당뇨인도 마찬가지입니다. 제2형 당뇨병에서 비당뇨인 대비 암 발병 위험은 남성에서 8%, 여성에서 22% 더 높습니다. 제1형 당뇨인은 비당뇨인에 비해 소화기 암이 많지만, 제2형 당뇨인은 모든 장기에서 암 발병 위험이 높습니다. 특히 주목할 장기는 간과 췌장입니다. 제2형 당뇨인은 비당뇨인에 비해 간암에 걸릴 위험이 무려 3배 높고, 췌장암은 2배 높습니다.

당뇨인이 암에 잘 걸리는 이유는 당뇨병이 만성 염증, 만성 산화 상태이기 때문이라고 추정됩니다. 염증과 산화는 동맥경화뿐 아니라 암의 중요한 원인인데, 당뇨병은 전신에 만성 염증이 만연한 상태입니다. 만성 염증은 암을 유발할 가능성이 높습니다. 그래서 비만인도 암이 생길 위험이 높습니다. 비만도 만성 염증이기 때문입니다.

3 ◆ 당뇨병과 치매

치매는 인지장애로 시작되어 사람에 따라 다양한 속도로 갑자기 진행되는 무서운 질병입니다. 고령화 사회에 진입하면서 점점 늘고 있습니다. 2018년 통계를 보면 치매 추정 인구가 75만 명인데, 2025년에는 100만 명을 넘을 것으로 예상됩니다. 다른 질환과 달리 치매는 회복 가능성이 거의 없어 개인적, 사회적, 국가적으로 엄청난 부담이 됩니다. 따라서 예방하고 조기발견해서 빨리 치료하는 것이 현실적이고 바람직한 방법입니다.

치매는 혈관성 치매와 알츠하이머 치매 등으로 분류됩니다. 대부분의 치매는 오랜 시간에 걸쳐 혈관이 좁아져 발생하는 **혈관성** 치매입니다. 혈관성 치매는 다행히 많은 부분 예방이 가능합니다. 혈관성 치매의 위험인자는 흔히 성인병이라고 일컫는 당뇨병, 고혈압, 고지혈증, 그리고 흡연과 술입니다. 이 다섯 가지만 잘 조절해도 치매를 크게 줄일 수 있습니다. 당뇨병에서는 높은 혈당이 혈관을 손상시키기도 하지만, 저혈당 역시 혈관과 뇌세포에 충격을 주어 치매를 초래할 수 있습니다. 2013년 우리 나라 통계를 보면 비당뇨인의 치매 유병률은 4.2%인 데 비해 당뇨인은 5.2%로 더 높았습니다.

알츠하이머 치매는 얼마전까지도 당뇨병과 큰 연관이 없다고 생각되었으나, 최근 그렇지 않다는 것이 밝혀지고 있습니다. 뇌는 인슐린의 도움 없이 혈당을 흡수합니다. 그런데 이상하게 뇌에도 인슐린 수용체가 있습니다. 알고 보니 인슐린은 뇌의 인지능력에 관여합니다. 그런데 몸에 인슐린 저항성이 생기면 역설적으로 뇌의 인슐린 농도가 낮아집니다. 그 결과 인지장애가 초래됩니다. 당뇨병이 있으면 혈액 내 지방산 농도가 올라가는데, 지방산은 뇌세포에 독이 됩니다. 뇌에서의 인슐린 감소와 지방산 상승으로 인해 알츠하이머 치매가 시작될 수 있다는 것이 새로 밝혀진 내용입니다. 따라서 당뇨병은 혈관성 치매와 알츠하이머 치매의 강력한 위험인자입니다. 치매를 제3형 당뇨병이라고 부르는 이유입니다.

당뇨인의 치매에서 특이한 경향은 남녀의 차이입니다. 다른 나라 연구지만 당뇨인 여성은 당뇨인 남성보다 치매 발생율이 더 높습니다. 비당뇨인에 비해 각각 2배, 1.7배 정도 높아 여성이 남성보다 더 위험합니다. 여성호르몬의 영향일 것으로 생각합니다.

당뇨인이 치매를 피하려면 혈당을 잘 조절하고 지나친 혈당 변동을 피해야 합니다. 식후혈당조절을 잘 해야 한다는 뜻입니다. 술을 자제하고 금연해야 합니다. 혈압과 고지혈증을 잘 조절해야 합니다. 규칙적으로 운동하고, 척추가 바로 설 수 있도록 등근육 운동과 자세 바로잡기 운동을 해야 합니다.

4 ◆ 당뇨병의 합병증 검사

당뇨병의 합병증을 막으려면 혈당뿐 아니라 고혈압과 고지혈증 관리가 필수적입니다. 단순한 혈액검사만으로는 혈관의 이상을 알 수 없습니다. 혈관 합병증을 예방하기 위해 노력하는 것은 물론 여러 가지 검사를 통해 조기에 발견하고 진행을 억제해야 합니다.

보통 제1형 당뇨병은 췌장의 이상 때문에 갑자기 혈당이 올라가 시작됩니다. 인슐린 저항성도 없고, 고지혈증도 고혈압도 없는 경우가 많습니다. 따라서 당뇨병 발생 5년 미만이라면 임상적으로 합병증이 의심되지 않는 한 특별한 검사는 하지 않습니다.

제2형 당뇨병은 진단 이전에 이미 인슐린 저항성과 이상지혈증 등에 의해 합병증이 진행되기 때문에 진단과 동시에 합병증 검사를 합니다. 보통 당뇨병 발생 5년 전부터 이미 인슐린 저항성이 시작되는 경우가 많으며, 그때부터 혈관 합병증도 시작됩니다.

제2형 당뇨인은 대혈관 합병증을 보기 위해 심전도검사, 경동맥검사, 동맥경화도 검사를 받는 것이 좋습니다. 숨이 차거나, 심장비대나 심전도 이상이 있으면 당뇨병성 심부전증이나 협심증 여부를 판단하기 위해 심장초음파나 운동부하검사 또

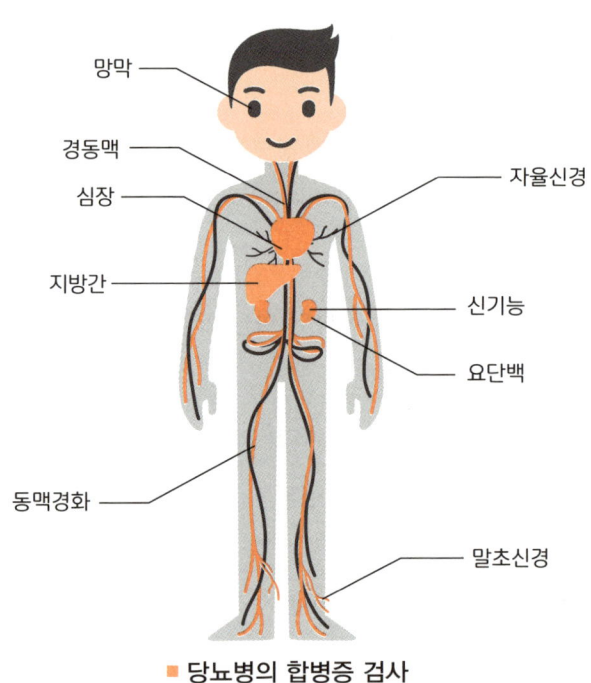

■ 당뇨병의 합병증 검사

는 관상동맥 CT를 시행할 수도 있습니다. 미세혈관 합병증을 보기 위해 망막촬영, 미세단백뇨 검사, 신경전도검사 또는 자율신경검사 등을 시행합니다.

담배를 많이 피우거나 거의 매일 술을 마신다면 간암과 췌장암 위험이 높으므로 복부초음파와 암표지자 검사를 시행합니다. 갑자기 혈당이 조절되지 않거나 심하게 살이 빠지는 사람도 췌장암의 가능성이 높습니다. 보통 처음 진단 시 검사에 큰 이상이 없다면 항목에 따라 6개월에서 1년마다 추적 검사를 합니다. 의사나 병원에 따라 구체적인 내용은 다를 수 있습니다.

망막	망막촬영
경동맥	경동맥초음파
심장	심전도, 심장초음파, 운동부하검사, 관상동맥 CT
지방간과 지방췌장 간암과 췌장암	복부초음파, 암표지자
동맥경화	동맥경화도 검사
자율신경	신경전도검사, 자율신경검사
신기능	신기능 검사
요단백	미세단백뇨 검사
말초혈관	말초혈류 검사, 초음파, CT, MRI

5장
당뇨병의 치료 지표
혈당, 혈압, 콜레스테롤, 체중

당뇨병은 혈당만의 문제가 아니라 인슐린 저항성에서 시작되어 전신 혈관의 염증과 협착으로 연결되는 종합적인 문제입니다. 혈당조절만 목표로 하면 장기적으로 장애 없는 삶을 설계하기 힘듭니다. 종합적인 질환이므로 종합적인 대책이 필요합니다.

당뇨인은 건강을 위해 유의해야 할 것이 많지만 스웨덴의 당뇨인 27만 명을 대상으로 한 대규모 연구에 따르면 다섯 가지 지표가 특히 중요합니다.

의사들은 당뇨인을 관리할 때 ABC를 꼭 체크합니다. A는 당화혈색소(혈당) A1c, B는 혈압 blood pressure, C는 콜레스테롤 cholesterol 입니다. 미세혈관 합병증은 혈당관리를 철저히 해야 예방되고, 대혈관 합병증은 콜레스테롤과 혈압을 적극적으로 관

▼ 당뇨인이 건강을 위해 유의해야 할 다섯 가지 요소

- 당화혈색소
- 혈압
- 콜레스테롤
- 단백뇨
- 흡연

출처 – A Rawshani et al. Risk factors, Mortality, and Cardiovascular outcomes in patients with type 2 diabetes. NEJM 2018;379:633~644

리해야 합니다. 물론 ABC를 조절하는 것은 당뇨병 관리의 필요조건이지 충분조건은 아닙니다. 그러나 전 세계적으로 ABC가 잘 조절되는 당뇨인의 비율은 30%도 안 됩니다. 일단 이것이라도 잘 조절하면 합병증 예방과 장애 없는 삶에 큰 도움이 됩니다.

1 ◆ 혈당 관리(130-180-6.5)

당뇨인은 세 가지 숫자를 잘 기억해야 합니다. 혈당조절 목표는 공복혈당, 식후혈당, 당화혈색소 등 크게 세 가지입니다. 공복혈당은 130 mg/dL 이하여야 합니다. 식후혈당은 180 mg/dL

이하여야 합니다. 혈당 변동의 장기적 지표인 당화혈색소는 원칙적으로 6.5% 이하여야 합니다.

1) 공복혈당

당뇨병의 진단 기준은 정맥혈로 측정한 공복혈당이 126 mg/dL 이상입니다. 그러나 일단 당뇨병으로 진단되면 자기관리가 중요하기 때문에 병원에 와야 측정할 수 있는 정맥혈에 의한 방법은 추천하지 않습니다. 진단할 때는 정밀도를 높이기 위해 정맥혈로 하지만, 목표 혈당은 누구나 손쉽게 어디서나 할 수 있는 간이혈당계로 측정한 혈당을 기준으로 합니다. 모세혈액 혈당측정이라고 부릅니다.

아침에 바로 일어났을 때의 혈당을 보통 공복혈당이라고 합니다. 당뇨인의 권장 공복혈당은 80~130 mg/dL입니다. 공복혈당은 수면의 질, 스트레스 상태, 그리고 전날 먹은 음식에 따라 많이 변하기 때문에 이렇게 넓은 범위를 허용합니다. 가끔 무조건 100 mg/dL 미만으로 유지하려는 사람을 보는데 스트레스만 쌓일 뿐이니 굳이 그럴 필요 없습니다. 오히려 이 범위 안에서 조금 높은 값이라도 비슷한 측정치가 꾸준히 유지되는 것이 건강에 좋습니다.

2) 식후혈당

밥을 먹고 측정한 혈당을 식후혈당이라고 합니다. 당뇨병에서 식후라고 하면 식사를 끝낸 후부터가 아니라 식사를 막 시작했을 때부터 측정한 시간을 의미합니다. 정맥혈이 아니라 간이 혈당계로 측정한 값입니다. 식후혈당이 180 mg/dL 이하면 일단 조절되는 것으로 간주합니다. 그런데 식후 1시간일까요, 2시간일까요? 식사 후에 혈당이 가장 높을 때 180 mg/dL 이하면 된다는 뜻인데, 보통 식후 1시간에 혈당이 가장 높습니다. 따라서 혈당이 잘 조절되는 당뇨인의 경우는 식후 1시간에 재면 무방합니다. 그런데 당뇨병이 오래되었거나 혈당조절 상태가 불량하면 혈당이 훨씬 높아지면서 최고 혈당에 도달하는 시간이 뒤로 밀립니다. 식후 1시간이 아니라 식후 90분이나 2시간, 심지어 아주 불량한 경우에는 식후 3시간에 가장 높아집니다. 식후혈당이 가장 높을 때 측정해야 하므로 의심스러울 때는 1시간, 90분, 2시간 시점에 혈당을 확인하는 것이 좋습니다. 식후혈당의 최고치가 1시간에서 2시간으로 밀린다면 보통 180 mg/dL 이하는 기대하기 힘들고 훨씬 높게 나옵니다. 식후혈당은 심장병 발생과 매우 밀접한 관련이 있습니다. 공복혈당은 조절돼도 식후혈당이 매우 높다면 나중에 심장병이 생길 가능성이 높습니다. 식사를 천천히 하거나, 식사의 순서를 조정하거나, 식후에 운동을 함으로써 식후혈당을 낮출 수 있습니다. 장기적으로 허벅지 근육을 늘리면 식후혈당이 낮아질 수 있습니다.

3) 당화혈색소

공복혈당과 식후혈당은 측정 당시의 혈당만 알려줍니다. 혈당조절의 장기적 추세는 당화혈색소를 측정해 평가합니다. 당

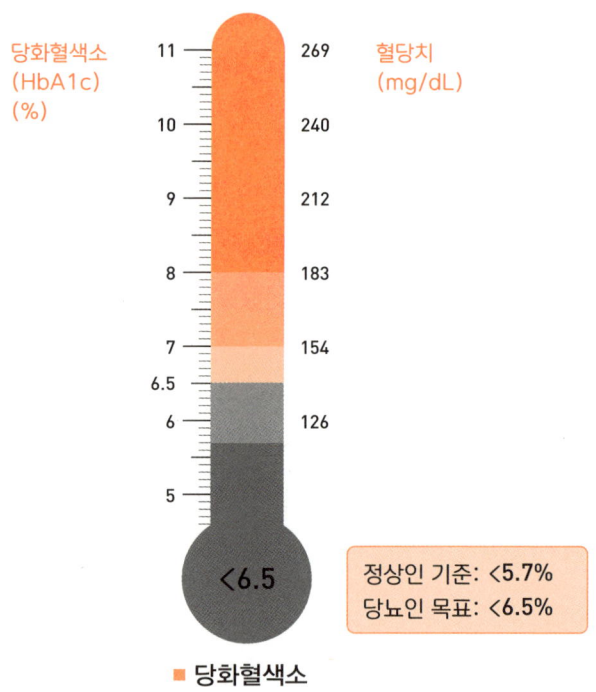

화혈색소는 지난 2~3개월 동안 혈당의 평균값을 보여줍니다. 당화혈색소는 술을 마시고 오든, 식사를 하고 오든, 공복으로 오든 측정값이 변하지 않습니다. 당화혈색소를 보면 평균혈당치를 역산할 수 있습니다.

단점도 있습니다. 당화혈색소는 평균값이기 때문에 혈당의 변화폭은 반영되지 않습니다. 공복혈당과 식후혈당의 편차가 크면 혈관합병증이 잘 생기지만, 당화혈색소에는 편차가 나타나지 않습니다. 이런 단점을 보완하기 위해 집에서 자가혈당계로 가끔 공복혈당과 식후혈당을 측정하는 것이 좋습니다.

식후혈당이 가장 많이 변하고 민감하므로 자가혈당계로 측정할 때는 식후혈당 측정을 주로 권합니다. 모든 당뇨인이 매일 공복혈당과 식후혈당을 측정할 필요는 없습니다. 쓸데없이 스트레스가 쌓이고 고통이 따르기 때문입니다. 혈당조절이 잘 되면 주치의와 상의해서 특별한 음식이나 잘 먹지 않던 음식을 먹을 때만 식후혈당을 측정해도 좋습니다. 하지만, 혈당조절이 매우 불량하거나 당뇨병을 처음 진단받은 사람은 상황에 맞게 공복 및 식후혈당을 자주 재는 것도 나쁘지 않습니다. 당뇨인은 130-180-6.5를 꼭 기억하세요. 눈과 콩팥과 신경합병증을 예방합니다.

〈심화학습〉 식후혈당의 중요성

일반인은 물론 당뇨인도 공복혈당이 높으면 위험하다고 생각하지만 의외로 식후혈당의 중요성은 잘 모릅니다. 사실 공복혈당은 일상을 잘 반영하지 못합니다. 하루 중 뭔가 먹는 일이 아주 많기 때문에 식후혈당도 공복혈당만큼 중요합니다. 최근 발표된 여러 연구에 따르면 공복혈당이 정상이라도 식후혈당이 높으면 당뇨병, 심장병, 치매 그리고 뇌경색증 등의 심뇌혈관질환의 발병 가능성이 높습니다.

최근 논문에 의하면 식후 1시간 혈당이 높은 사람은 당시에는 정상이라도 머지않은 미래에 당뇨병이 될 가능성이 상당히 높습니다.* 이 연구에서는 핀란드 서해안에 사는 2,770명의 비당뇨인을 약 10년간 추적 관찰했습니다. 연구 참여 시점에 키, 체중, 혈액검사, 경구 포도당 부하검사를 실시했는데 10년간 약 150명이 당뇨병이 되었습니다. 지표를 분석한 결과 경구 포도당 부하검사에서 1시간 혈당이 높을수록 당뇨병이 많이 생겼습니다.

---

* G Peddinti et al. One hour post-OGTT glucose improves the early prediction of type2 diabetes by clinical and metabolic markers. J Endo Soc. 2019. Jan.

우리나라에서 수행된 대규모 연구 결과도 동일합니다.* 당뇨병이 없는 5,700명의 성인 남녀를 12년간 추적 관찰한 결과, 참여 당시 식후 1시간 혈당이 144 mg/dL가 넘으면 당뇨병 위험이 약 2.8배 높았습니다. 꽤 놀라운 숫자입니다.

두 가지 대규모 연구 결과로 볼 때 당뇨병을 조기 진단하려면 공복혈당과 함께 식후혈당을 측정하는 것이 매우 중요합니다. 단, 연구에서는 정맥에서 혈당을 측정했기 때문에 우리가 모세혈관에서 측정하는 간이혈당계의 수치와 조금 다릅니다. 간이혈당계로 측정하면 식후혈당이 10% 정도 높게 나옵니다. 또한 연구에서는 75 g의 순수 포도당을 마시고 측정했기 때문에 일상에서 여러 가지 음식을 먹고 측정한 식후혈당과 다릅니다. 이런 것을 고려할 때 일상적으로 식사를 하고 1시간 후에 간이혈당계로 측정하는 식후혈당은 적어도 160 mg/dL를 넘지 않아야 한다는 것이 제 의견입니다.

센서 기술과 IT 기술이 비약적으로 발전하여 연속혈당측정기가 여러 분야에 도입되고 있습니다. 과거에 비당뇨인은 하

---

* T Oh et al. One-hour postload plasma glucose concentration in people with normal glucose homeostasis predicts future diabetes mellitus: a 12-year community based cohort study. Clinical Endocrinology 2017;86:513-519.

루 종일 혈당이 정상이라고 간주되었습니다. 일상에서 혈당을 측정할 수 있는 장비가 없었기 때문입니다. 그러나 연속혈당측정기 덕분에 이런 고정관념이 맞는지 확인할 수 있게 되었습니다. 연속혈당측정기로 당뇨병이 없는 건강한 사람 57명의 일상 혈당을 추적 검사한 흥미로운 연구가 발표되었습니다.* 연구 결과를 보면 비당뇨인도 일상적으로 혈당 변동이 아주 큰 사람과 좁게 유지되는 사람이 있습니다. 혈당 변동은 유전적인 특징과 어떤 음식을 먹느냐에 따라 결정됩니다. 식후혈당 변동이 큰 사람은 정밀검사 후 당뇨병 전단계나 당뇨병을 진단받은 경우가 많았습니다. 현재 공복혈당 수치로는 당뇨병이 아니지만 사실 당뇨병에 가까운 사람이 있고, 이런 위험은 식후혈당을 측정하여 조기에 발견할 수 있다는 뜻입니다. 현재 당뇨병이 없어도 식후에 측정한 혈당이 높으면 조심해야 합니다. 혈당 변동이 크면 저혈당에서 혈전 등의 심혈관질환, 고혈당에서는 몸에 해로운 활성산소가 발생하기 쉽습니다.

---

* H Hall et al. Glucotypes reveal new patterns of glucose dysregulation. PLOS biology. 2018. July 24.

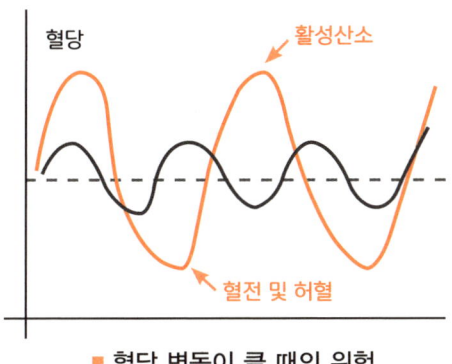
■ 혈당 변동이 클 때의 위험

그럼 식후혈당은 언제 측정하는 것이 좋을까요? 일반인은 물론 많은 의사들조차 식후 2시간으로 오해합니다. 그러나 앞서 언급한 연구들을 볼 때 **당뇨병을 조기 발견하려면 식후 2시간이 아니라 식후 1시간에 측정하는 것이 유리합니다.**

이미 진단받은 당뇨인의 경우는 어떨까요? 당뇨인이 식후 혈당을 재는 것은 당뇨병을 조기 발견하려는 것이 아니라 혈당조절이 잘 되는지를 보려는 것입니다. 따라서 혈당이 가장 높을 때 재야 합니다. 최고혈당이 높을수록 심장병, 뇌경색 등 합병증이 많이 생기기 때문입니다. 그런데 이 시기가 사람에 따라 다릅니다. 아주 심하지 않은 당뇨병에서는 식후 1시간에 최고혈당에 도달합니다. 그런데 당뇨병을 오래 앓았거나, 근육이 모자라거나, 혈당조절이 불량한 경우에는 최고혈당에 도달하는 시점이 2시간 쪽으로 지연되어 나타납니다. 그래서 식후혈당은 식후 1시간에서 2시간 사이에 측정하기를 권합니다. 잘 조절되는 당뇨인은 식후 1시간 혈당을 측정해도 좋습니다.

공복혈당과 식후혈당 측정 외에 진단과 당뇨병의 위험을 조기 발견하는 데 도움이 되는 중요한 검사가 당화혈색소입니다. 2~3개월간 혈당의 평균값을 나타내는 당화혈색소는 당뇨인의 혈당조절을 평가하는 목적으로 시작되었지만, 저렴하고 정확하게 측정하게 되면서 비당뇨인의 당뇨병 위험도 평가와 조기 진단에 쓰이고 있습니다. 당화혈색소로 당뇨병을 진단할 때는 6.5% 이상을 당뇨병이라고 정의합니다. 5.7% 미만은 정상, 5.7~6.4% 구간은 당뇨병 전단계입니다. 당뇨병 전단계에 오래 있으면 비록 당뇨병이 아니라도 당뇨병과 비슷한 혈관 합병증이 발생할 수 있으므로 정상으로 탈출하기 위해 열심히 노력해야 합니다.

건강검진에서 당화혈색소를 측정해주기도 하는데 당뇨병 전단계로 나오면 머지않아 당뇨병으로 진행할 가능성이 높습니다. 약 2년간 추적 검사한 연구에 의하면 당뇨병 전단계라도 당화혈색소가 높을수록 당뇨병이 될 위험이 높습니다. 당화혈색소가 5.7~5.8%인 사람에 비해 6.3~6.4%인 사람은 2년 안에 당뇨병이 발병할 위험이 무려 20배나 높았습니다. 심지어 처음에 6.1~6.2%인 사람에 비해 6.3~6.4%인 사람은 위험도가 3배나 높습니다. 사실 당화혈색소가 6.3~6.4%인 사람은 당화혈색소 기준으로는 당뇨병이 아니라도 경구 포도당 부하 검사 등 정밀한 검사를 하면 약 2/3가 당뇨병으로 진단되기 때문에 실제로는 당뇨병으로 간주해도 무리가 없습니다. 건강검진에서 당화혈색소가 5.7% 이상으로 나오면 당뇨병은 아니지만 체중조절, 올바른 식습관과 규칙적인 운동습관을 유지하고 적어도 1년에 한두 번 정도 당화혈색소 검사를 하는 것이 좋습니다.

2 ◆ 혈당의 측정

1) 자가혈당계 올바르게 쓰는 법

과학기술의 발달로 정맥혈로만 측정할 수 있던 혈당을 이제는 집에서 간단히 잴 수 있습니다. 자가혈당계(간이혈당계)는 20세기 중반에 개발되어 당뇨병의 증가와 함께 널리 보급되었습니다. 이제 당뇨인이 아니라도 부모님의 건강을 챙기려는 자식들의 효도 선물로도 대중화되었습니다. 그러나 아무리 간단한 기계라도 원리와 특징을 모르고 쓰다가 측정값이 잘못 나오면 공연히 걱정을 하거나 불필요한 병원 방문과 검사를 초래할 수 있습니다.

당뇨인이 혈당을 잘못 측정하면 약물을 잘못 증량하거나 감량하여 위험할 수 있습니다. 자가 혈당 측정과 기록은 당뇨병 예방과 치료의 가장 기본이므로 여기서 잘못된 정보가 입력되면 치료가 제대로 될 수 없습니다. 따라서 혈당계를 제대로 쓰는 법은 누구나 알아야 할 기본 지식입니다. 자가혈당계를 사용할 때 주의점들을 알아보겠습니다.

> ▶ 유튜브 닥터 조홍근의 알기 쉬운 당뇨, 심장병 이야기 42번 동영상 '혈당계 올바르게 쓰는 법' 참조

(1) 자가혈당계는 정맥혈로 재는 정식 혈당 측정과 차이가 납니다.

병원에 가서 정식으로 정맥에서 피를 뽑아 재는 혈당과 자가혈당계는 측정값이 다르게 나옵니다. 정맥으로 재는 혈당은 혈액의 고체 성분(적혈구, 백혈구, 혈소판)을 제거한 '혈장'의 포도당을 측정합니다. 그러나 자가혈당계는 적혈구와 혈장에 있는 포도당을 함께 측정하므로 수치가 다를 수밖에 없습니다.

보통 혈장의 포도당이 적혈구의 포도당보다 높습니다. 예컨대 혈장의 포도당이 100 mg/dL라면 적혈구의 포도당은 70 mg/dL입니다. 둘을 합쳐 비율에 따라 평균을 내면 혈장+적혈구의 포도당 농도는 88 mg/dL입니다. 정맥혈로 혈당을 측정하면 100 mg/dL가 나오지만, 자가혈당계로는 88 mg/dL가 나

옵니다. 측정방법에 따른 정상적인 차이입니다. **공복혈당은 자가혈당계가 정맥혈보다 약 5~15% 정도 낮게 나옵니다.**

식후혈당은 반대입니다. 음식을 통해 들어온 포도당은 말초 세포에 흡수되고 남은 양이 정맥을 타고 심장으로 들어옵니다. 자가혈당계는 모세혈관의 포도당을 측정하는데, 이때는 아직 포도당이 세포에 흡수되기 전입니다. 따라서 포도당이 조금 더 많이 측정됩니다. 세포가 가져간 후 남는 포도당이 정맥을 타고 심장으로 가는데 이때 측정한 경우가 정맥혈입니다. 따라서 **식후혈당은 자가혈당계가 약 5~15% 높게 나옵니다.** 이 역시 정상적인 현상입니다. 식전에 자가혈당계로 잰 혈당이 낮다고 자만하지 마시고, 식후에 자가혈당계로 잰 혈당이 조금 높다고 놀라지 마세요.

> ▶ 유튜브 닥터 조홍근의 알기 쉬운 당뇨, 심장병 이야기 168번 동영상 '자가혈당계로 잰 식후 혈당이 늘 높은 이유' 참조

(2) 혈당 시험지를 고온에 보관하지 마세요.

혈당 시험지(종이 스틱)는 온도에 예민합니다. 혈당 시험지에는 화학물질이 도포되어 있는데, 포도당의 산화 반응 등에 따라 전류가 발생하도록 고안되었습니다. 온도가 높아지면 도

포된 물질이 변형됩니다. 실험에 의하면 섭씨 40도 이상에서 오래 보관하면 100 mg/dL 정도의 혈당을 300 mg/dL로 잘못 감지하게 됩니다. 오래 보관할수록 그런 경향이 심해지는데, 개봉하지 않아도 40도 이상에서 2년 이상 보관하면 이런 일이 생깁니다. 한꺼번에 많이 사서 오래 보관하지 마시고, 작은 단위로 자주 사세요. 사용 가능 기간이 지난 시험지는 버려야 합니다.

(3) 손가락을 꼭 쥐어짜지 마세요.

가장 흔하지만 가장 중대한 실수입니다. 손가락 끝은 신경이 많이 모여 있는 곳이라 바늘로 찌르면 다른 곳보다 더 아픕니다. 혈당검사를 자주 하다 보면 본능적으로 바늘을 깊게 찌르지 않고 살짝 찌른 후에 손가락을 마구 쥐어짜 혈액을 밀어냅니다. 그렇게 재면 실제보다 높게 나옵니다. 실제 혈당은 120 mg/dL인데 쥐어짜면 200 mg/dL까지 올라갑니다. 자가혈당계는 혈장과 적혈구의 포도당만 측정해야 하는데 쥐어짜면 세포 간질액의 포도당도 측정되기 때문입니다. 바늘을 깊게 한 번에 찔러 피를 충분히 내주어야 제대로 혈당이 측정됩니다. 너무 아프면 자주 측정하지 않는 것이 좋습니다.

반대로 혈당을 재기 전에 손가락을 꼭 누른 채 바늘로 찌르면 혈당이 낮게 나옵니다. 자가혈당계는 손가락 끝처럼 피가 원활하게 순환되는 곳에서 측정하는 기계입니다. 바늘로 찌르기 전에 꽉 잡고 있으면 피가 순환이 안 되어 혈당이 낮게 나옵니다.

(4) 바늘로 찌르기 전에 손을 깨끗이 씻으세요.

과일 등의 음식이나 음식 포장 비닐을 만지고 혈당을 재면 아주 높게 나올 수 있습니다. 실제 혈당은 100 mg/dL인데 바나나 껍데기를 살짝 만진 손을 찔러 재면 300 mg/dL까지 나옵니다. 과자 봉지나 믹스 커피 껍질을 살짝 스치고 재도 마찬가지입니다. 바늘로 찌를 손은 꼭 비누나 알콜로 닦고 말려야 이런 실수를 피할 수 있습니다.

(5) 너무 추운 데서 재면 낮게 나옵니다.

추우면 팔다리로 가는 혈관이 수축합니다. 중심체온을 유지하기 위해 피가 사지로 가는 것을 최대한 막는 겁니다. 이렇게 추운 날 실내로 들어오자마자 손가락 끝을 콕 찔러서 혈당을 재면 기분 좋게도 실제보다 낮게 나옵니다. 손가락을 꽉 누른 후 혈당을 재는 것과 마찬가지 원리입니다. 이런 날은 충분히 몸을 녹이고 손을 주물러서 온기가 돈 후에 혈당을 측정해야 정확한 결과가 나옵니다.

(6) 산소가 희박한 곳에서 재면 높게 나옵니다.

이런 현상의 원리는 이해하기가 조금 어렵습니다. 혈당계는 포도당이 시험지의 효소와 반응해서 방출한 전자를 센서로 측정합니다. 센서에 도달하는 전자가 많을수록 혈당이 높게 나옵니다. 그런데 중간에서 산소가 전자의 일정 부분을 가져갑니다. 즉, 센서에 도달하는 전자는 포도당에서 방출된 양에서 산소가 가져간 양을 뺀 것입니다. 기계를 만들 때 이 과정을 고려하여 표준화해 놓았습니다. 산소가 희박한 곳에서는 산소가 가져가는 전자의 양이 적어져 포도당의 전자가 훨씬 많이 센서에 도달합니다. 혈당이 실제보다 더 높게 측정된다는 뜻입니다. 고도가 4000 m인 산에서는 해발 0 m보다 혈당이 10~15% 정도 높게 나옵니다. 이론적으로는 높이 나는 비행기에서 문제가 될 수 있습니다. 요즘 비행기는 여압장치가 잘 되어 있지만 10,000 m 상공에서 혈당을 잴 때는 실제보다 높게 나올 수 있습니다. 저혈당 증세가 있는데 혈당은 계속 정상이 나올 수도 있으니 주의해야 합니다.

(7) 탈수가 되면 혈당이 높게 나옵니다.

설사나 구토 후, 또는 심한 운동을 해서 땀을 많이 흘리면 탈수가 됩니다. 탈수가 되면 혈당이 더 높게 나옵니다. 혈당을 측정할 긴박한 이유가 없다면 몸이 정상을 회복한 후에 재는 것이 쓸데없는 걱정을 피하는 길입니다.

(8) 기타 고려 사항

- 중성지방이 높으면(고중성지방혈증) 수분이 그만큼 줄어 말초혈액양이 감소합니다. 그 결과 말초혈액 중 포도당의 양이 감소해서 실제보다 혈당이 낮게 나옵니다.
- 요산이 높으면 혈당계의 산화반응에 이상을 일으켜 혈당이 실제보다 높게 나옵니다.
- 항암요법이나 다른 이유로 비타민C를 정맥주사로 대량 투여하면 비타민C의 항산화효과가 혈당계의 산화반응을 저해하여 실제보다 혈당이 높게 나옵니다. 그러나 비타민C 메가요법이라 하여 고용량의 비타민C를 먹는 경우에는 사실 혈중 농도가 그리 많이 올라가지 않기 때문에 고려할 필요는 없습니다.
- 빈혈도 혈당 수치에 영향을 줍니다. 빈혈이 심할수록 실제 혈당보다 높게 측정됩니다.

> **포인트**
>
> **∨ 올바른 혈당 측정 방법**
>
> - 중성세제나 알코올로 손을 깨끗이 씻는다.
> - 허벅지나 팔 등에서 하지 말고 손가락 끝에서 찌른다.
> - 바늘을 충분히 깊게 찔러 피가 제대로 나오게 한다.
> - 구토나 설사 등의 탈수가 있을 때는 감안해서 한다.
> - 너무 춥거나 더운 곳에서 측정하지 않는다.
> - 잘못 보관하거나 기간이 지난 스틱은 버린다.

2) 혈당측정의 한계

현재 당뇨병을 진료할 때는 단기 혈당조절은 공복혈당과 식후혈당을 측정하고, 2~3개월 사이 중단기 혈당조절은 당화혈색소를 통해 가늠합니다. 공복과 식후혈당은 측정 시 혈당만 알 수 있을 뿐 평소 혈당이 어떤지 알 수 없습니다. 당화혈색소는 중단기적 혈당조절의 근사치를 추정할 수 있는 장점이 있지만, 이는 평균값으로 실제 환자가 겪었던 최고혈당과 최저혈당을 유추할 수 없습니다. 당화혈색소 값이 같아도 혈당이 좁은 범위에서 조절된 사람과 혈당의 진폭이 큰 사람은 합병증과 예후가 무척 다릅니다. 따라서 당화혈색소는 부정확한 지표입니다. 또한 환자 상태에 따라 혈당과 무관하게 당화혈색소 값이 다를 수 있습니다. 빈혈이 있거나, 신장이 나쁘거나, 임신을 했거나, 노인이면 같은 수준의 혈당을 유지했더라도 당화혈색소가 실제보다 높거나 낮게 나올 수 있습니다.

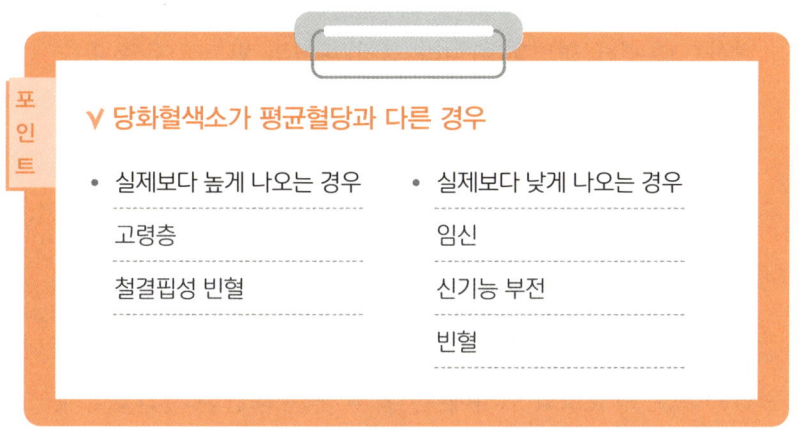

포인트

▼ 당화혈색소가 평균혈당과 다른 경우

- 실제보다 높게 나오는 경우
  고령층
  철결핍성 빈혈

- 실제보다 낮게 나오는 경우
  임신
  신기능 부전
  빈혈

이런 지표로 보는 환자의 상태는 초점이 안 맞는 렌즈로 찍은 필름을 해상도 낮은 인화지로 보는 것처럼 그야말로 대략의 모습입니다. 부정확한 공복혈당, 식후혈당 그리고 당화혈색소의 대안으로 두가지 방법이 제시되고 있습니다.

(1) 1,5-안하이드로글루시톨(1,5-anhydroglucitol, 1,5-AG)

1,5-AG는 구조가 포도당과 매우 유사합니다. 포도당과 경

쟁적으로 신장에서 배설되고 흡수됩니다. 혈당이 높을 때는 1,5-AG의 농도가 낮고, 혈당이 낮게 유지될 때는 1,5-AG의 농도가 높아집니다. 당화혈색소에 비해 비교적 짧은 2~4주 동안의 혈당 진폭을 반영하여 보다 기민하게 혈당을 조절할 수 있습니다. 또한 1,5-AG 수치는 혈당 피크의 빈도에 비례하여 변하므로 평균 혈당뿐 아니라 혈당 피크의 빈도도 유추할 수 있습니다.

(2) 연속혈당측정기(continuous glucose monitoring, CGM)

전자공학의 발달에 힘입어 센서 기술과 정보 기술이 비약적으로 개선되어 마침내 휴대용 연속혈당측정기가 상용화되었습니다. 당뇨병의 역사에 큰 획을 긋는 대단한 사건입니다. 이런 기술적 발달은 당뇨병 치료의 패러다임을 바꾸고 있고, 머지 않아 당뇨병의 진단 기준과 정의와 분류를 송두리째 바꾸어 놓을 것이 분명합니다. 물론 당뇨병 치료 기준도 바뀔 것입니다.

아직은 한계도 많습니다. 여러 가지 장점에도 불구하고 기계 자체는 물론 매번 갈아야 하는 센서도 상당히 비쌉니다. 특별한 경우를 제외하고는 어느 정도 혈당이 조절되면 연속혈당측정을 계속할 필요가 없지만 대여할 수 있는 것이 아니라 구입해야 합니다. 계속 센서를 부착하고 있으면 피부에 알레르기가 생기기도 합니다. 비용이 많이 들어 아직은 제1형 당뇨인에게만 보험 급여로 제공되고 있습니다.

그러나 모든 공산품이 그렇듯이 제조원가가 계속 떨어질 것이므로 머지않아 저렴한 비용으로 이 장비를 사용할 수 있으리라 기대합니다.

3 ◆ 저혈당

1) 저혈당의 예방

저혈당은 당뇨병 치료 중에 겪을 수 있는 **치명적인 증상**입니다. 저혈당이 얼마나 많은지 정확한 통계는 없습니다. 영국에서 수행된 대규모 연구(UKPDS연구)에서는 설포닐우레아를 쓰는 환자에서 연간 100명당 1~1.4명 정도 발생하며, 인슐린을 쓰는 제2형 당뇨병에서는 연간 100명당 1.8명 정도 발생한다고 보고했습니다.

저혈당은 심각한 정도가 다양합니다. 배고픔, 가슴 두근거림, 식은땀, 기운 없음, 두통, 어지러움, 머리가 맑지 않음, 불안감과 예민함 등을 느끼는 데서 그칠 수도 있지만, 아주 심해서 경련을 하거나, 근육에 쥐가 나거나, 정신을 잃거나, 몸을 가누지 못하고 쓰러지는 경우도 있습니다. 수면 중에 옷이 젖을 정도로 흥건하게 땀이 나거나, 악몽을 꾸거나, 깨어난 후에 정신이 멍하고 걷기 힘들다면 수면 중 저혈당을 의심해야 합니다.

아직 통일된 견해는 없지만 미국 당뇨병학회의 정의에 따르면 저혈당은 보통 혈당이 70 mg/dL 이하인 경우를 의미하고, 다음과 같이 분류합니다.

> **포인트**
>
> **✓ 심한 저혈당**
> 남의 도움이 필요하고 혈당 정상화를 위해 외부에서 포도당을 주입할 정도의 심한 저혈당으로 의식을 잃거나 경련을 일으키는 등 신경학적 증상이 있으며, 당시 혈당을 몰라도 충분히 저혈당을 추정할 수 있는 경우
>
> **✓ 증명된 저혈당**
> 전형적인 저혈당 증세가 있으면서 당시 혈당 기록이 70 mg/dL 미만인 경우
>
> **✓ 무증상 저혈당**
> 혈당이 70 mg/dL 미만이지만 저혈당의 특징적인 증상이 없는 경우
>
> **✓ 추정 저혈당**
> 심하지 않지만 저혈당으로 추정되는 증상이 있으나 당시 혈당 기록이 없는 경우
>
> **✓ 상대적 저혈당**
> 전형적인 저혈당 증세가 있지만 당시 혈당 기록이 70 mg/dL 이상인 경우

제2형 당뇨인은 나이가 많을수록(70세 이상), 콩팥 기능이 나쁠수록(크레아티닌>2.0 mg/dL), 인지장애가 심할수록, 혈당을 너무 엄격하게 조절할수록 저혈당 위험이 높습니다. 당뇨병을 앓은 기간이 길수록 저혈당 위험이 높고, 약물 중 설포닐우레아와 인슐린을 쓰는 환자들이 더 위험합니다. **격렬한 운동을 할 때도 저혈당이 잘 오는데, 근육이 수축하면 인슐린과 무관하게 포도당을 흡수하여 혈당이 낮아지기 때문입니다.**

술은 저혈당의 중요한 인자입니다. 술은 간의 포도당 생성 기능(포도당 신생과 글리코겐 분해)을 억제하여 혈당을 낮춥니다. 또한 단기적으로 급격하게 인슐린 민감도를 증가시켜 근육에서 포도당을 많이 흡수하게 하여 혈당을 낮춥니다. 포도당의 공급은 낮추고 소비는 촉진시키니 혈당이 떨어지는 것입니다.

운동과 음주가 합쳐지면 심각한 저혈당이 올 수 있습니다. 특히 즉각적으로 오는 것이 아니라 10~12시간이 지난 후 저혈당이 발생할 수 있는데, 수면 중에 발생하면 아주 위험합니다. 우리나라 사람들은 운동 후에 꼭 술을 마시는 나쁜 습관이 있는데, 특히 등산이나 골프를 한 후 과도한 음주를 피해야 합니다. 어차피 술을 마신다면 혈당은 잠시 잊고 과감하게 안주를 잘 챙겨 먹는 것이 좋습니다. 혹시 안주를 적게 먹었다면 집에

와서 곡류를 섭취하는 것도 권장할 만합니다. 술 마신 다음 날엔 밥과 물을 제대로 먹어야 합니다. 술 마신 것을 상쇄한다고 저녁에 운동을 하고 자거나, 다음날 아침 무리한 운동이나 사우나 등으로 땀을 빼면 득보다 실이 많습니다.

인슐린을 맞는 상황에 따라 저혈당이 올 수도 있습니다. 인슐린은 피하로 주사하는데 조금 더 깊숙이 찔러 근육에 주사하면 몸에 빨리 퍼져 저혈당이 올 수 있습니다. 또한 인슐린을 맞은 후 뜨거운 물에 목욕을 하면 혈류가 빨라져 저혈당이 올 수 있습니다. 식사를 제대로 하지 않고 끼니를 거르거나, 약을 정해진 용량보다 더 먹거나, 실수로 인슐린 용량을 더 많이 맞을 때도 저혈당이 자주 발생합니다.

저혈당 증세가 의심되면 혈당을 단번에 55~70 mg/dL 정도 올려줘야 합니다. 의식이 있다면 주스 한 컵이나 포도당 알약을 복용하면 되지만, 의식이 없다면 포도당 주사나 글루카곤 주사를 맞아야 합니다.

> **포인트**
>
> **▼ 저혈당을 예방하는 요령**
>
> - 끼니마다 정해진 식사를 제대로 하고, 식사량을 일정하게 유지합니다.
> - 격렬한 운동을 할 때는 미리 탄수화물을 더 섭취하거나 운동 중에 보충하며, 당뇨약이나 인슐린의 용량을 줄여야 합니다.
> - 과음하지 않아야 합니다. 어쩔 수 없이 술을 마신다면 살이 찌거나 혈당이 올라갈 것을 걱정하지 말고 안주를 충분히 섭취해야 합니다.
> - 본인의 저혈당 증세를 기록하고 알고 있어야 합니다.
> - 저혈당 증세가 의심되면 꼭 혈당을 체크하여 맞는지 확인해야 합니다.
> - 타인의 도움이 필요한 경우에 대비하여 당뇨 카드나 팔찌를 합니다.

2) 식후 저혈당

평소에는 별 증상이 없다가 밥을 먹으면 더 배가 고프고 기운이 없다는 사람이 있습니다. 식후에 오히려 피곤하고 졸리고 어지럽고 몸이 붕 뜨는 것 같으며, 심지어 식은 땀이 나고 짜증스럽습니다. 특히 국수, 흰쌀밥, 부드러운 빵, 감자, 고구마 등 탄수화물이 많은 식사를 했거나 말린 과일 등 고농도 탄수화물을 먹었을 때 자주 발생합니다. 이때 혈당을 재보면 식후 혈당이 공복혈당보다도 낮습니다. 이런 경우를 **식후 저혈당** 또는 반응성 저혈당이라고 합니다. 당뇨인은 물론 건강한 사람에서도 가끔 나타나는 현상입니다.

식후 저혈당은 너무 빨리, 너무 많은 단순 탄수화물을 섭취한 경우에 발생합니다. 탄수화물을 많이 먹으면 혈중으로 포도당이 급격히 쏟아져 들어옵니다. 이에 대응해 인슐린 역시 빠르게 나와주어야 하는데 시간차가 발생해서 이미 혈당이 정상으로 떨어지고 있을 때 인슐린이 많이 분비되면 예상하지 못한 저혈당이 생깁니다.

위절제술로 위의 저장 용량이 적어져 음식물이 바로 소장으로 유입되는 덤핑 증후군 dumping syndrome 에서도 식후 저혈당이 자주 발생합니다. 이때는 소장으로 몰려든 음식이 체액을 빨아들여 혈관 내 혈액량이 일시적으로 줄면서 식후 저혈압도 잘 생깁니다. 식후 저혈당을 피하려면 음식을 천천히 먹어 인슐린이 천천히 나오게 해야 합니다.

> **포인트**
>
> **∨ 식후 저혈당 예방법**
>
> - 단순 탄수화물을 피하고 전곡류 등 복합 탄수화물을 먹는다.
> - 섬유질, 지방질, 단백질 음식을 같이 먹는다.
> - 음식을 한꺼번에 먹지 말고 천천히 나누어 먹는다.
> - 죽 같은 유동식을 피한다.
> - 물을 나중에 먹는다.
> - 식간에 간식을 먹는다.

4 ◆ 혈압 조절

당뇨인의 혈압 조절 목표는 학회마다 약간 이견이 있습니다. 당뇨인은 심혈관 질환의 고위험군이므로 당뇨병이 없는 고혈압 환자보다 혈압을 조금 낮게 유지해야 한다는 의견이 있습니다. 한편 낮게 조절한다고 대혈관 합병증이 줄어든다는 확실한 증거가 없으며, 오히려 혈압을 낮추는 데 따른 비용과 부작용이 증가할 뿐이라는 의견도 있습니다. 이렇게 의견이 다른 데는 여러 가지 이유가 있지만 당뇨병을 오래 앓으면 생길 수 있는 신장 합병증 때문이기도 합니다. 신장 합병증은 단백뇨로 시작되어 나중에는 신장 기능이 떨어지는 신부전으로 진행합니다. 단백뇨는 주로 높은 혈당과 조절되지 않는 고혈압에서 비롯됩니다. 당뇨인은 비당뇨인과 달리 높은 혈당이라는 불리한 조건이 있기 때문에 혈압이라도 조금 낮게 조절하는 것이 단백뇨 예방과 조절에 유리하다고 생각하는 것입니다. 당장 혈압이 높지 않아도 단백뇨가 있으면 소량의 혈압약을 쓰는 경우도 있는데 바로 이런 이유 때문입니다.

유럽과 미국의 혈압 목표가 다르고, 당뇨병학회와 심장병학회의 목표도 약간 다릅니다. 미국 당뇨병학회는 심혈관질환 위험이 높은 당뇨인은 130/80 mmHg 이하, 그렇지 않은 당뇨인은 140/90 mmHg 이하로 조절할 것을 권장합니다. 2019년 대한당뇨병학회 치료 지침은 심혈관질환이 동반된 당뇨인은 130/80 mmHg 이하, 심혈관질환이 없는 당뇨인은 140/85 mmHg 이하로 유지하는 것입니다.

과거에는 병원에서 수은혈압계를 이용하여 청진기로 혈압을 측정했지만, 현재는 일반인도 편하고 안전하게 이용할 수 있는 전자혈압계를 표준으로 사용합니다. 간단해졌다지만 혈압 측정 역시 기본을 지키지 않으면 큰 오류를 범할 수 있습니다. 측정 오류는 바로 엉뚱한 치료로 이어지기 때문에 정확한 지식과 실행이 필요합니다. 아래 유튜브 영상을 보시면 이해하기 쉽습니다.

> ▶ 유튜브 닥터 조홍근의 알기 쉬운 당뇨, 심장병 이야기 61번 동영상
> '올바른 혈압 측정을 위해 꼭 지켜야 할 포인트'

5 ◆ 콜레스테롤

콜레스테롤은 심근경색증, 협심증, 뇌경색 등 혈관질환의 가장 큰 위험인자입니다. 당뇨병은 그 자체가 혈관질환의 큰 위험인자이기 때문에 **당뇨인의 콜레스테롤은 일반인보다 더 낮아야 합니다.** 고혈당, 염증, 산화 상태 등 당뇨병과 관련된 여러 가지 상황이 이미 혈관을 손상시켜 혈중 콜레스테롤이 훨씬 쉽게 혈관벽에 침투하기 때문입니다. 건강한 사람에게는 해가 되지 않을 정도의 콜레스테롤 농도라도 혈관이 손상된 당뇨인에게는 큰 위협이 됩니다.

혈당과 혈압 치료 지침은 비교적 간단하지만, 콜레스테롤 치료 지침은 전문가들 사이에서도 논란이 있을 만큼 간단하지 않습니다. 나라마다, 학회마다 치료 시작 기준도 다르고 콜레스테롤을 어디까지 내릴 것인가 하는 목표치도 다릅니다.

치료 지침의 공통점은 모두 LDL 콜레스테롤을 기준으로 한다는 것입니다. 어떤 치료 지침은 당뇨인 경우 LDL 콜레스테롤이 100 mg/dL만 넘어도 고지혈증 치료제인 스타틴을 처방

하라고 되어 있습니다. 그러나 다른 학회의 권고를 보면 40세 이전인 제2형 당뇨인은 아주 고위험군이 아니면 스타틴을 무조건 처방할 필요는 없다고 합니다. 또 다른 지침을 보면 당뇨인의 심장병 위험은 심장병 환자의 심장병이 재발할 확률과 비슷하여 모두 고위험군에 속하므로 심장병 환자와 마찬가지로 LDL 콜레스테롤 수치와 무관하게 스타틴을 투여하라고 권고합니다.

이렇게 권고안이 다양한 이유는 인종과 지역과 식생활 문화가 다르기 때문입니다. 한국인은 미국인에 비해 심장병이 1/5 수준으로 적습니다. 한국 당뇨인도 미국 당뇨인에 비해 심장병이 훨씬 적게 걸립니다. 미국은 워낙 심장병이 흔하고, 미국 당뇨인은 심장병에 더 잘 걸리기 때문에 제1의 위험인자인 콜레스테롤을 철저하게 관리합니다. 하지만 유럽만 해도 조금 다르며, 일본과 한국은 더욱 보수적으로 관리하는 경향입니다. 한국지질동맥경화학회와 대한당뇨병학회의 당뇨인 고지혈증 치료 지침에서는 심장병 고위험군이 아니면 LDL 콜레스테롤이 100 mg/dL 이상일 때 스타틴을 권고하고, 심장병 고위험군이면 LDL 콜레스테롤이 70 mg/dL 이상일 때부터 스타틴을 투여할 것을 권고합니다.

어쨌든 이 부분은 나라마다, 학회마다 달라서 의사들도 서로 동의하지 않는 부분이 있습니다. 현재로서는 당뇨인의 경우 LDL 콜레스테롤을 100 mg/dL 이하로 조절하는 것이 좋고, 그 이상이면 심혈관질환 위험이 높은 사람은 스타틴 등의 약물을, 그렇지 않은 사람은 일단 식사로 고지혈증을 조절하는 것이 좋다고 봅니다.

당뇨인은 혈당, 혈압, 콜레스테롤 수치를 철저하게 조절하여 당화혈색소를 6.5% 미만, 혈압은 130/80 mmHg 미만, LDL 콜레스테롤은 100 mg/dL 미만으로 유지하는 것이 좋습니다. 그런데 세 가지 지표가 계절마다 달라지는 것이 밝혀졌습니다. 우리와 사정이 비슷한 일본에서 수행된 연구입니다. 약 4,600명의 일본 당뇨인을 24개월 이상 추적 검사하여 사계절에 따른 당화혈색소, 혈압, 콜레스테롤 농도의 변화를 관찰했습니다.[*] 연구 결과 세 가지 지표는 여름에 가장 좋았고, 겨울에 가장 나빴습니다. 수축기 혈압은 겨울에 가장 높았고, 혈당과 콜레스테롤도 겨울에 가장 높았습니다. 위도가 10도 증가할 때마다 수축

---

[*] M Sakamoto et al. Seasonal variations in the achievement of guide-line targets for HbA1c, blood pressure, and cholesterol among patients with type 2 diabetes: A nationwide population-based study(ABC study: JDDM49). Diabetes care 2019;42:816-823.

기 혈압이 5.7 mmHg씩 상승했습니다. 위도가 올라갈수록 추워져서 혈관이 수축되고, 겨울에는 추워서 운동을 하지 않고, 명절과 회식 때문에 많이 먹기 때문인 것으로 생각합니다. 65세 이상에서 특히 겨울에 혈압 조절이 안 되는 경우가 많았습니다. 당뇨병 유병 기간이 10년 이상이거나, 체질량지수가 25 이상인 비만인은 겨울에 혈당조절이 불량했습니다. 이 연구로 볼 때, 겨울에 더 신경 써서 세 가지 지표를 철저히 조절하면 추가로 약 30%의 심장병 발생을 막을 수 있다고 합니다.

6 ◆ 체중 조절

우리나라는 과거에 영양실조형 당뇨병이 많았습니다. 단백질은 못 먹고 거의 쌀로 배를 채우다 보니 탄수화물 과잉 섭취에 의한 마른 당뇨병이 대부분이었습니다. 그러나 경제가 발전하여 먹을 것이 풍족해지고, 신체 노동을 하지 않고 앉아서 생활하는 사람이 많아지면서 비만형 당뇨병이 많아졌습니다. 요즘 새로 진단받은 당뇨인의 2/3는 과체중이나 비만에 속합니다. 따라서 적정 체중을 유지하는 것이 당뇨인의 필수 요건이 되었습니다.

비만한 사람은 그렇지 않은 사람에 비해 당뇨병과 심장병에 더 잘 걸립니다. 비만한데 건강하다고 해서 '건강한 비만'이라는 용어도 있습니다. 너무 마르면 나중에 암이나 심장병이 더 잘 생기고 체질량지수 24~25정도가 되어야 제일 건강하다는 겁니다. 그러나 이것은 원인과 결과를 착각하거나, 연구 대상을 잘못 분류해서 나온 결과입니다. 최근 연구에 의하면 '건강한 비만'이라고 생각했던 사람도 장기간 관찰해보면 역시 비만 때문에 생기는 병에 시달립니다. '건강한 비만'이라는 말은 신기루입니다.

당뇨병을 진단받은 사람에서는 정상 체중의 유지가 더욱 더 중요합니다. 당뇨인 중에 소수를 차지하는 '마른 당뇨병'을 제외하면 체중을 줄이는 것이 맞습니다. 과거에는 보조적인 요법으로 그냥 살 빼라는 권고를 했지만 최근에는 체중 감량이 가장 중요하고 필수적인 당뇨병 관리법으로 부상하고 있습니다.

최근 주목받는 당뇨병 완화 연구인 DiRECT 연구를 보면 당뇨병을 진단받은 후에도 체중의 10% 이상을 감량하면 당뇨약을 줄이거나 심지어 끊는 '당뇨병 완화' 상태에 도달할 수 있습니다. 당뇨병은 완치가 안 된다는 통념에 도전하는 대단한 발견으로, 체중 조절의 중요성을 새삼 일깨워줍니다.

모든 사람이 당뇨약을 끊고 식생활로만 조절하는 당뇨병 완화 상태가 될 수 없다고 해도 체중을 줄이면 혈압도 떨어지고 혈당도 좋아져 약을 적게 쓰고, 합병증도 효과적으로 예방할 수 있습니다. 콜레스테롤은 체중을 줄인다고 크게 떨어지지 않지만, 중성지방은 아주 잘 떨어집니다.

당뇨약은 체중을 줄이는 데 도움이 됩니다. 소변으로 혈당을 배출시켜 다이어트 효과를 내는 SGLT2 억제제가 대표적입니다. GLP-1유사체 주사는 식욕을 떨어뜨려 체중을 줄입니다. 메트포르민은 식욕을 떨어뜨리고 설사나 변비를 유발해 체중을 줄입니다. 의사는 환자의 상태에 따라 세 가지 약을 적절히 처방할 수 있습니다.

본인의 노력도 중요합니다. 가공식품과 고지방 식사를 피하고, 설탕이나 가당음료를 삼가야 합니다. 씹기 힘들고 시간이 오래 걸리는 전곡류와 견과류, 야채를 많이 먹는 것이 좋습니다. 아울러 매일 규칙적인 운동을 하는 것이 도움이 됩니다. 살을 빼는 다이어트법이 요즘 유행인데 아주 위험하고 오래할 수 없는 방법도 있고, 과학적 근거가 있어 조심스럽게 할 수 있는 것도 있습니다. 뒤에 간단히 다루겠습니다.

당뇨약을 끊지 못하더라도 체중 감량은 당뇨병 관리에 매우 중요합니다. 체중을 줄이면 당뇨약의 용량을 줄일 수 있고, 혈압을 낮추며, 지방간을 경감시키며, 심장병을 예방할 수 있습니다. 장기적으로 보면 암의 발생을 낮추며 치매의 위험성을 낮출 수 있습니다.

체중 감량은 하나를 건드려서 여러 개의 핀을 넘어드릴 수 있는 당뇨병 관리의 킹핀입니다. 본인이 과체중 또는 비만한 당뇨인이라면 생활의 제일 목표를 체중 감량에 두어야 합니다. 운동과 식사조절과 당뇨약물의 도움으로 체중을 10%만 줄이세요.

6장

당뇨병의 치료(1)
어떻게 먹어야 할까?

 많은 사람들이 당뇨병 관리를 위한 식사를 오해합니다. 고기를 전혀 먹지 않는 채식이 좋다고 오해하는 경우도 있고, 당뇨병은 탄수화물 때문이므로 탄수화물을 전혀 먹지 않아야 한다는 비현실적인 생각을 하기도 합니다. 탄수화물을 거의 먹지 않는 식사를 하다가 영양실조에 걸리거나 지쳐서 병원에 오는 사람도 있습니다. 또는 당뇨식을 칼로리 제한식으로 잘못 알고 의사와 상의도 없이 심한 저칼로리식사를 하기도 합니다.

 본인의 몸과 관련된 문제는 전문가와 상의하는 것이 좋습니다. 우리나라에서는 전문가보다 이웃 사람이나 친구, 또는 비전문가가 의심스러운 목적으로 운영하는 블로그나 유투브를 유난히 신뢰합니다. 대부분 잠깐 따라하다 중도에 포기해서 큰 문제는 없지만 장기간 계속하면 건강에 큰 문제가 생깁니다.

1 ◆ 아예 탄수화물을 먹지 말아야 하나?

식사법은 그 사람의 질병과 상태에 따라 다릅니다. 비만한 당뇨인은 칼로리 제한식을 하지만 탄수화물을 많이 먹는 사람은 칼로리보다 탄수화물을 줄이는 것이 우선입니다. 경우에 따라 칼로리와 탄수화물을 모두 제한하는 수도 있지만, 많이 힘들어 하는 경우 순차적으로 하기도 합니다.

당뇨병은 탄수화물(포도당)을 효율적으로 다루지 못하는 병입니다. 따라서 일단 탄수화물 섭취를 줄이는 것이 몸에 좋습니다. 고혈당 때문에 혈관도 상하고, 신장도 상하고, 췌장의 인슐린 분비도 타격을 받기 때문에 일단 혈당을 낮춰야 합니다. 포도당이 들어 있는 음식, 즉 탄수화물을 줄이는 것이 급선무입니다. 이렇게 말하면 또 오해를 합니다. 아예 탄수화물을 먹지 않겠다고 생각합니다. 그건 불가능하고 바람직하지도 않습니다.

탄수화물의 정의를 잘못 알아서 곡류만 줄이고 오히려 과일은 많이 먹는 사람도 있습니다. 곡류를 무작정 줄이는 것은 매우 위험합니다. 가끔 일본 의사가 쓴 '당뇨병은 밥 먹지 않으면 치유된다'는 책을 읽고 따라하는 사람이 있습니다. 곡류에는 탄수화물만 들어 있는 것이 아닙니다. 섬유질, 미네랄, 비타민, 파이토케미칼, 심지어 요즘 좋다고 과하게 칭송되는 오메가3도 들어 있습니다. 무작정 곡류를 제한하면 당장 혈당은 떨어지겠지만 영양실조, 변비, 암 또는 심장병에 걸릴 수 있습니다.

모든 탄수화물이 아니라 특정 탄수화물을 피해야 합니다. 연구를 보면 탄수화물을 많이 먹으면 해롭다는 결과도 있고, 이롭다는 결과도 있습니다. 탄수화물의 종류가 다르기 때문입니다. 곡식이나 채소를 가공할수록 순수 당류만 남고 나트륨은 높아집니다. 고도로 가공된 흰쌀이나 흰 밀가루로 만든 음식을 **정제 탄수화물**refined carbohydrate이라고 합니다. 한편 생산된 그대로 도정하지 않은 곡식과 그것으로 만든 음식(현미, 잡곡, 검은 밀가루, 전곡빵)을 **복합 탄수화물**complex carbohydrate이라고 합니다.

복합 탄수화물은 섬유질이 들어 있어 구조가 복잡하고, 단백질이나 다른 영양소가 같이 들어 있어 느리게 소화됩니다. 따라서 포도당의 흡수가 늦어져 혈당 역시 조금씩 천천히 올라갑니다. 반면 정제 탄수화물은 다른 영양소가 별로 없고, 탄수화물 배열도 단순하여 짧은 이당류와 단당류(당질)로 끊어지기 쉽습니다. 즉, 소화가 잘 됩니다. 그 결과 음식 속의 포도당이 무서운 속도로 흡수됩니다. 건강한 사람은 포도당이 이렇게 빨리, 많이 흡수되면 3분 만에 췌장에서 인슐린이 급속히 분비됩니다. 그러나 이런 일이 자주 벌어지면 건강한 사람이라도 췌장에 무리가 와 인슐린이 원활하게 분비되지 않습니다. 당뇨인은 말할 것도 없습니다. 이미 췌장의 포도당 감지 능력과 인슐린 급속 분비 능력이 많이 상실되었기 때문에 정제 탄수화물을 먹으면 혈당이 대책 없이 올라갑니다. 문제는 여기서 끝나지 않습니다. 아직 인슐린 분비 기능이 남아있는 경우, 높은 혈당에 자극받아 뒤늦게 인슐린이 나오는데 이미 혈당이 떨어지고 있는 상황에서 뒷북을 치게 됩니다. 그 결과 췌장의 인슐린 분비능이 고갈되면서 뒤늦게 나온 인슐린이 혈당을 더 떨어드려 식후 저혈당을 유발합니다. 밥을 먹었는데 조금 노곤하다가 시간이 지나면 오히려 배가 고프고, 기력이 없고, 땀이 납니다. 반응성 저혈당이라고도 하는데, 당뇨병 전단계나 당뇨병 초기에 자주 나타나는 증상입니다

혈당을 빨리, 많이 올리는 음식을 혈당지수glycemic index, GI가 높다고 합니다. 100 g의 흰 빵을 먹은 후 2시간 동안의 혈당측정면적area under curve를 100으로 합니다. 이를 기준으로 식품의 혈당지수를 비교 평가합니다. 통일된 견해는 없지만 55 이하면 저혈당지수 음식, 70 이상이면 고혈당지수 음식이라고 합니다. 이 지표가 절대적인 것은 아닙니다. 고혈당지수 음식도 다른 음식과 같이 먹으면 혈당지수가 많이 달라지기 때문입니다. 그러나 일반적으로 당뇨인이 혈당을 조절하려면 고혈당지수 음식을 피하는 것이 좋습니다. 대부분의 정제 탄수화물은 고혈당

지수 음식이고, 고혈당지수 음식은 대부분 정제 탄수화물입니다.

2 ◆ 혈당을 많이 올리는 음식들

흰쌀밥은 혈당을 많이 올립니다. 떡도 마찬가지입니다. 떡은 탄수화물을 소화하기 쉽게 응축해 놓은 음식이라 혈당을 아주 많이 올립니다. 설상가상으로 떡은 밥보다 수분이 적어 작아 보여도 칼로리와 포도당 함량이 훨씬 높습니다. 건강을 위해 아침을 떡으로 먹는다는 사람이 있는데 위험한 일입니다.

국수도 혈당을 많이 올립니다. 쌀국수든, 밀가루 국수든 마찬가지입니다. 냉면이나 라면은 칼로리도 문제지만, 혈당을 급격하게 올리기 때문에 아주 주의해야 합니다. 건강한 사람이 가끔 먹는 것은 문제없지만, 당뇨병 전단계인 사람이 자주 먹으면 당뇨병으로 진행할 가능성이 높습니다. 스파게티는 예외입니다. 전통적으로 스파게티는 더럼Durum 밀이라고 하여 단백질 함량이 매우 높은 품종으로 만듭니다. 따라서 포도당이 천천히 흡수됩니다. 혈당이 높은데 국수를 먹고 싶다면 그나마 스파게티가 혈당을 덜 올립니다. 그러나 요즘 직접 생면을 만들어 제공하는 식당의 스파게티는 구성이 다양해서 이런 공식이 통하지 않습니다.

흰 밀가루로 만든 빵과 과자류도 혈당을 많이 올립니다. 부드러운 빵일수록 혈당을 더 빨리, 더 많이 올립니다. 정말 그렇다면 빵을 주식으로 먹는 서양인은 모두 당뇨병에 걸렸겠다고 비아냥거리는 사람도 있습니다. 서양인이 먹는 빵은 우리가 간식으로 먹는 말랑말랑하고 달콤한 빵이 아니라 딱딱하고 단단한 빵입니다. 씨앗빵, 호밀빵, 전곡빵 등은 단팥빵, 크림빵만큼 혈당을 많이 올리지 않습니다.

한꺼번에 먹는 음식도 혈당을 빨리 올립니다. 샌드위치를 한꺼번에 다 먹는 경우와 조금씩 간격을 두고 먹는 경우, 같은 양을 먹어도 혈당 반응이 다릅니다. 한꺼번에 먹을 때 혈당이 훨씬 많이 올라갑니다. 우리 음식 중에 김밥도 마찬가지입니다. 혈당이 어느 정도 조절되는 당뇨인도 김밥을 먹으면 놀랄 정도로 혈당이 올라갑니다. 한꺼번에 빨리 먹기 때문입니다. 안 그래도 우리 나라 사람은 식사 속도가 빠른데 김밥 먹는 속도는 더 빠릅니다. 혈당이 굉장히 많이 오릅니다.

밥을 국에 말아먹어도 혈당이 많이 올라갑니다. 전분이 물에 불어 소화되기 쉬우며, 빨리 먹게 되기 때문입니다. 죽은 말할 것도 없지요. 원래 죽은 자력으로 소화시킬 힘이 없는 환자에게 주는 치료식입니다. 음식을 먹으면 입과 위에서 음식을 분쇄한 후 소장으로 보내 포도당을 흡수합니다. 하지만 죽은 입과 위에서 음식을 분쇄하는 과정이 생략되어 아주 쉽고 빠르게 포도당이 흡수되므로 혈당이 급격히 올라갑니다. 당뇨인은 소화기관에 특별한 문제가 없는 한 죽을 삼가야 합니다. 가루는 어떨까요? 건강을 위해 선식을 먹는 경우가 있습니다. 하지만 가루 역시 죽과 비슷합니다. 음식을 미리 분쇄하여 입과 위가 일할 필요가 없습니다. 건강한 사람은 대부분 그렇지 않지만 당뇨인은 혈당이 빨리, 많이 올라갑니다. 물론 가루로 된 곡류의 종류와 양에 따라 혈당 반응이 많이 다릅니다.

혈당에 안전하다고 잘못 생각하는 음식이 있습니다. 꿀입니다. 설탕을 전혀 먹이지 않고 자연적으로 양봉한 꿀이나 석청은 혈당에 좋다고 생각하는 사람이 많습니다. 그러나 꿀은 자연산 설탕입니다. 화학적으로 설탕과 똑같습니다. 오히려 꿀에는 물이 덜 함유되어 있어 같은 양의 설탕보다 당분이 더 많습니다. 꿀이 나쁘다는 말이 아니라, 자연산 꿀 역시 설탕이라는 뜻입니다. 보약이라고 생각해서 매일 꿀을 먹은 당뇨인이 있었습니다. 좋은 음식인 줄 알고 의사에게 말하지도 않아서 아주 고생을 했지요.

과일도 마찬가지입니다. 과일의 당은 포도당이 아니라 과당이라 혈당을 올리지 않는다고 오해하는 사람이 있습니다. 반쪽짜리 진실입니다. 과일에는 대략 세 가지 당류가 들어있습니다. 포도당, 과당 그리고 설탕(포도당+과당)입니다. 그 비율은 과일의 종류와 품종에 따라 다릅니다. 우선 혈당은 포도당을 의미합니다. 과당은 당도가 포도당보다 4배 높지만 단기적으로 혈당을 올리지는 않습니다. 따라서 단맛이 강하다고 해서 혈당이 많이 올라가지는 않습니다. 포도당이 많고 과당이 적은 과일은 단맛이 덜해도 혈당은 많이 올립니다. 반대로 달지 않다고 방심해서도 안 됩니다. 일반적으로 물렁하고 단 과일은 혈당조절이 잘 될 때까지 피하는 것이 좋습니다. 바나나, 망고, 파인애플 등 열대 과일은 혈당을 많이 올립니다. 바나나가 혈당조절에 좋다는 소문이 있지만 사실은 반대입니다. 딱딱하고 먹기 힘든 과일이 혈당조절에 유리합니다. 당류 함량은 적지 않지만 사과가 비교적 유리하고, 물이 많고 당류가 적은 배도 혈당조절에 유리합니다.

달지 않으니 혈당도 올라가지 않을 것이라고 오해하기 쉬운 음식이 있습니다. 바로 **물엿**(엿기름)입니다. 엿기름은 맥아당입니다. 맥아당은 포도당+포도당으로 구성된 이당류입니다. 포도당은 과당보다 당도가 낮습니다. 포도당+과당인 설탕의 당도가 맥아당보다 훨씬 높습니다. 설탕이 건강에 해롭다고 단맛이 덜한 엿기름을 음식에 쓰는 경우가 많습니다. 달지 않아서 설탕보다 건강한 것 같지만 포도당이 2배나 더 들어 있으니 혈당은 더 올라갑니다. 게다가 달지 않으니 맛을 내려면 설탕보다 더 많은 양을 써야 합니다. 혈당은 당연히 훨씬 더 올라갑니다.

3 ◆ 혈당 관리에 좋은 음식 - 단백질과 지방

당뇨병은 기본적으로 몸이 혈당을 다루지 못하는 병입니다. 따라서 탄수화물을 줄이는 것이 질병 관리에 큰 도움이 됩니다. 그러나 모든 탄수화물이 문제는 아닙니다. 여러 가지 영양소가 풍부한 복합 탄수화물은 유지하거나 늘리고, 거의 당질밖에 없는 단순 탄수화물을 줄여야 합니다. 무턱대고 탄수화물을 줄이면 총 칼로리가 줄면서 다른 영양소도 적게 먹게 되어 영양결핍이 올 수 있습니다.

단백질은 효소의 기본적인 물질이고, 근육 형성에도 중요합니다. 탄수화물을 줄인 만큼 단백질과 지방을 늘려야 합니다. 우리처럼 탄수화물 섭취가 많은 나라에서는 단백질과 지방(주로 불포화지방산)의 비율을 약간 늘리는 것도 나쁘지 않습니다.

단백질에는 **동물성 단백질**과 식물성 단백질이 있습니다. 고기는 대표적인 동물성 단백질입니다. 고기에는 단백질 외에 포화지방산, 철분, 인지질 등이 들어 있습니다. 포화지방산은 혈중 콜레스테롤을 올리고, 인지질은 간에서 대사되어 혈관에 염증을 일으킬 수 있습니다. 붉은 고기에 많이 들어있는 헴 단백질과 철분은 과하게 섭취할 경우 암을 유발합니다. 따라서 고기를 먹을 때는 이런 물질이 많이 들어 있는 **붉은 살코기**(소고기, 돼지고기 등)보다 **흰살 고기**(가금류, 생선)를 먹는 것이 좋습니다.

발암과 심장병 위험이 있는 동물성 단백질과 달리 **식물성 단백질**은 건강에 좋다는 연구가 많습니다. 사실 단백질의 흡수나 필수 아미노산의 양으로 보면 동물성 단백질이 훨씬 품질이 좋습니다. 그러나 수명과 질병 발생의 측면에서 보면 식물성 단백질이 더 좋다는 연구 결과가 많습니다. 식물성 단백질 자체보다는 채식을 할 때 같이 섭취하는 섬유질과 파이토케미칼, 항산화물질, 미네랄, 비타민 등의 영향으로 생각합니다.

탄수화물을 줄이면 지방 섭취도 조금 늘게 됩니다. 지방은 식물성 지방과 동물성 지방이 있습니다. 조금 더 세분하면 불포화지방산과 포화지방산으로 나뉩니다. 보통 식물성 지방은 몸에 좋은 불포화지방산이고, 동물성 지방은 몸에 좋지 않은 포화지방산이라고 오해합니다. 우선 자연 상태에서 100% 포화지방산, 또는 100% 불포화지방산만 들어 있는 식품은 없습니다. 식물성이든 동물성이든 비율은 다르지만 포화지방산과 불포화지방산이 같이 들어 있습니다. 몸에 해롭다고 알려진 포화지방산이 가장 많이 들어 있는 음식은 고기가 아니라 식물성인 코코넛 오일입니다. 종류에 따라 다르지만 코코넛 오일의 90% 이상이 포화지방산입니다. 동물성 지방 중 가장 포화지방산이 많은 돼지기름과 버터도 포화지방산이 각각 49%, 63% 정도입니다. 몸에 좋다고 널리 칭송되는 올리브 오일도 포화지방산이 14%나 됩니다. 식물성 지방이라고 무조건 좋은 것도 아니고, 동물성 지방이라고 무조건 나쁜 것도 아닙니다.

적당한 단백질과 지방이 혈당조절에 좋은 이유는 여러 가지입니다. 포도당이 들어오면 당연히 췌장에서 인슐린이 분비됩니다. 단백질과 지방은 인슐린 분비를 촉진하지 않는다고 오해하지만, 두 가지 모두 인슐린 분비를 촉진합니다. 물론 포도당만큼 강하지는 않지만 혈당이 덜 오르고 완만하게 떨어집니다.

단백질과 지방은 위장에서 소장으로 음식물이 넘어가는 것을 지연시킵니다. 포도당은 소장에서 흡수되는데 이렇게 음식이 넘어가는 시간이 지연되면 혈당도 천천히 완만하게 올라갑니다. 단백질과 지방은 여러 가지 경로를 통해 위장의 운동성을 감소시킵니다. 그래서 고기를 먹으면 배가 덜 고프고 든든한 느낌이 드는 것입니다.

4 ◆ 혈당 관리에 좋은 음식 - 섬유질

섬유질은 당뇨인 뿐만 아니라 모든 사람에게 아주 이로운 물질입니다. 섬유질이 많은 음식은 대부분 탄수화물이 복잡한 섬유질 망에 둘러 싸여 있습니다. 섬유질이 없다면 탄수화물은 바로 포도당으로 소화 흡수되어 혈당이 빨리 높아집니다. 그러나 섬유질이 있으면 탄수화물과 소화효소의 접촉을 방해하여 탄수화물이 천천히 분해되고 혈당도 완만하게 올라갑니다.

　섬유질의 효과는 이것만이 아닙니다. 섬유질은 소화되지 않는 탄수화물입니다. 우리는 섬유질을 소화할 수 없습니다. 그러나 우리 장에 사는 미생물은 섬유질을 먹이로 삼아 생존합니다. 장에 사는 미생물을 장내 미생물, 즉 프로바이오틱스 probiotics라고 합니다. 장내 미생물의 먹이를 프리바이오틱스 prebiotics라고 합니다. **섬유질은 가장 중요한 프리바이오틱스입니다.** 최근 연구에 의하면 좋은 장내 미생물은 염증을 억제하고, 콜레스테롤 수치를 낮추고, 혈당을 떨어뜨립니다. 따라서 섬유질을 제대로 먹으면 혈당을 떨어뜨릴 수 있습니다. 대부분의 섬유질이 건강에 좋지만 혈당에 특히 이로운 섬유질은 점성이 있는 섬유질viscous gel-forming fiber로 **사과, 감귤류, 견과류, 콩류, 보리, 귀리에 많습니다.** 상품으로 나온 것도 많은데 머지않아 혈당조절에 도움되는 음식으로 정식 인정을 받을 것 같습니다.

포인트

∨ 유산균도 식후혈당을 조절한다

최근 연구에서 사람의 장에 사는 장내 미생물이 식후혈당에 큰 영향을 미친다고 알려졌습니다. 좋은 장내미생물이 있으면 식후혈당이 높지 않고, 나쁜 미생물이 있으면 높았습니다. 좋은 장내 미생물을 키우면 식후혈당을 낮추고, 당뇨병을 예방할 수 있습니다. 그렇다면 어떻게 좋은 장내미생물을 키울까요? 이렇게 하면 됩니다.

- 섬유질이 많은 식사를 한다.
- 술을 멀리한다.
- 과당을 멀리한다.
- 포화지방을 적게 먹는다.
- 스트레스를 피한다.
- 잠을 잘 잔다
- 요거트 등을 먹는다.

5 ✦ 같은 음식도 먹는 순서를 달리하면 혈당이 떨어진다

잘 알려진 사실은 아니지만 같은 열량, 같은 구성의 음식이라도 먹는 방법에 따라 혈당 반응이 달라집니다. 앞에서 언급했듯이 한꺼번에 먹으면 따로 먹을 때보다 혈당이 올라갑니다. 영국에서 수행된 연구에 따르면, 샌드위치를 한꺼번에 먹을 때보다 내용물을 분리해서 따로 먹을 때 혈당이 훨씬 완만하게 올라갑니다. 따로 먹는다고 해도 탄수화물부터 먼저 먹으면 한꺼번에 먹는 것과 비슷하게 혈당이 올라갑니다. 탄수화물을 가장 나중에 먹을 때 혈당이 완만하고 낮게 올라갑니다.

일본에서 시행된 연구 결과도 비슷합니다. 참여자에게 순차적으로 세 가지 식사를 제공했습니다. 밥 먼저 먹고 생선을 먹는 식사, 생선 먼저 먹고 밥을 나중에 먹는 식사, 고기 먼저 먹고 밥을 나중에 먹는 식사입니다. 세 가지 식사는 열량과 구성이 같았습니다. 건강한 사람과 당뇨인 모두 밥을 먼저 먹은 경우에 혈당이 가장 높았습니다. 결국 탄수화물에 취약한 당뇨인은 단백질과 지방이 많은 음식을 먼저 먹은 후, 가장 나중에 밥이나 빵을 먹어야 혈당조절이 잘 됩니다.

포인트

✓ 식후혈당에 변동을 주는 인자

- 식사의 양
- 탄수화물의 양과 단순 탄수화물의 비율
- 단백질과 지방의 양
- 식사의 순서
- 식사하는 시간
- 개인의 유전적 배경
- 장내미생물의 종류

6 ◆ 혈당을 적게 올리는 음식 고르는 8가지 방법

어떤 음식을 먹느냐에 따라 식후혈당은 많이 달라집니다. 당뇨인은 비당뇨인에 비해 쉽게 혈당이 올라가 일반적으로 혈당이 잘 올라가지 않는 음식을 먹어도 식후혈당이 아주 높아집니다. 혈당이 빨리 올라간다는 것은 음식이 위장에서 빨리 분쇄되고, 분쇄된 음식이 소장으로 빨리 넘어가며, 소장에서 흡수가 잘 된다는 뜻이기도 합니다. 너무 빨리 흡수되면 췌장에서 인슐린이 분비될 시간보다 먼저 음식의 포도당이 혈액 내로 진입하기 때문에 혈당이 많이 올라갑니다. 따라서 같은 음식을 먹어도 음식의 조리 방법과 먹는 순서, 먹는 속도에 따라 식후혈당이 많이 달라집니다. 당뇨인뿐 아니라 식후혈당을 걱정하는 비당뇨인을 위해 식후혈당을 적게 올릴 수 있는 8가지 방법을 소개합니다.*

1) 식품의 물성

식품이 단단한지 무른지에 따라 위장에서 소화되는 속도가 다릅니다. 딱딱할수록 위장에서 머무는 시간이 길고, 죽처럼 무르면 위장을 빨리 통과합니다. 고체는 위장에서 오래 머물고 액체는 빨리 통과합니다. 따라서 밥보다 죽이 위장을 빨리 통과해서 혈당이 더 빨리 오릅니다. 옥수수와 옥수수죽도 마찬가지 관계입니다. 식후혈당이 걱정된다면 가급적 씹어 먹는 음식을 골라야 하며, 죽이나 밥을 국에 말아먹는 것을 피해야 합니다.

2) 식품입자의 크기

식품의 입자가 작고 고울수록 표면적이 증가합니다. 식품

---

* 한국인 다소비 탄수화물 식품의 혈당지수와 혈당부하 지수. 농촌진흥청/경희대학교. 발간등록번호 11-1390802-000958-01.

입자가 작으면 소장에서 소화가 빨라집니다. 소화효소가 더 많이 달라붙어 분해 작용이 빨라지기 때문입니다. 그 결과 음식이 더 빨리 흡수되고 혈당도 빨리 올라갑니다. 예컨대 채로 썬 감자보다 으깬 감자가 더 빨리 혈당을 올립니다.

3) 곡식의 도정도

도정되지 않은 곡식의 껍데기인 '겨'는 소화되지 않는 섬유질로 소화효소에 대한 방어 작용을 합니다. 따라서 곡식의 껍질을 깎아낼수록 소화효소가 쉽게 목표에 도달하여 소화가 잘 되고 혈당도 빨리, 많이 올라갑니다. 혈당을 조절하기 위해서라면 흰쌀보다는 도정이 덜 된 현미를 먹는 것이 좋습니다. 단, 치아나 위장이 안 좋은 사람은 씹기 힘들고 소화가 안 될 수 있으니 상황에 맞게 적당히 섞는 것이 좋습니다.

4) 음식의 가공 과정

대개 음식을 가공할수록 소화가 잘 됩니다. 조리할수록 음식의 구조가 더 단순해지기 때문입니다. 음식을 조리할 때 압력을 많이 가할수록, 물의 양이 많을수록, 가열 시간이 길수록 더 쉽게 소화됩니다. 예컨대 찜이나 구이, 압력을 가했다 풀어주는 강냉이 등은 원재료보다 혈당이 더 빨리, 많이 올라갑니다. 반대로 음식을 가열했다 식히면 잘 소화되지 않는 '노화전분'이 되어 혈당이 덜 올라갑니다. 예컨대 삶은 감자나 밥이나 파스타를 식혀 먹으면 '노화전분'으로 인해 혈당이 조금 천천히 올라갑니다.

몇 년 전 공중파 방송에서 밥을 식혀 먹으면 혈당이 떨어진다고 보도한 적이 있습니다. 2015년 미국 화학학회에서 스리랑카 대학원생들이 발표한 연구 결과입니다. '노화전분'은 이미 알려져 있었지만 이들의 발표가 새로운 것은 밥을 지을 때 코코넛 오일을 첨가한다는 점이었습니다. 코코넛 오일을 첨가하면 밥이 식을 때 당질류와 지방산이 단단한 당-지방산 결합을 형성하여 소화가 훨씬 더 어려워집니다. 그냥 식힌 밥보다도 혈당이 더 천천히 올라갑니다. 이렇게 형성되는 전분을 '저항전분'이라고 합니다. 코코넛 오일 외에 다른 기름을 첨가해도 비슷할 겁니다. 그러나 매번 밥을 식혀 먹으면 소화가 안 되고, 먹는 재미도 없고, 잘못하면 상할 수도 있으니 권장할 만한 방법은 아닙니다.

5) 전분의 특징

곡식에는 녹말, 즉 전분이 들어 있습니다. 우리가 흔히 먹는 곡류는 두 가지 전분으로 되어 있습니다. 아밀로즈amylose

와 아밀로펙틴amylopectin입니다. 전분을 가열하면 물이 끼어들어 소화되기 쉬운 젤gel 상태로 바뀌는데 이를 '호화전분'이라고 합니다. 호화전분은 소화효소가 접근하기 쉬워 소화가 잘 됩니다. 즉, 혈당이 빨리 올라갑니다. 아밀로즈는 구조가 복잡하지 않아 가열해도 물이 끼어들 여지가 별로 없습니다. 반면 아밀로펙틴은 구조상 가지branch가 많아 가열하면 쉽게 호화전분이 됩니다. 아밀로펙틴이 많을 수록 소화가 잘 되고 혈당이 빨리 올라갑니다.

 쌀에도 퍽퍽한 멥쌀과 찰진 찹쌀이 있습니다. 멥쌀에는 아밀로즈가 20% 존재합니다. 그러나 멥쌀의 돌연변이인 찹쌀은 아밀로즈를 만들지 못해 100% 아밀로펙틴으로 되어 있습니다. 그래서 찹쌀은 가열하면 멥쌀보다 훨씬 찰지고 소화가 잘 됩니다. 소화가 안되는 사람에게 찹쌀이 좋은 이유입니다. 그러나 찹쌀은 멥쌀보다 혈당이 훨씬 빨리 올라갑니다. 음식이 '찰'지면 혈당이 더 빨리 오릅니다. 찰보리도 마찬가지로 혈당이 많이 올라갑니다. 생고구마에 비해 찌거나 삶은 고구마가 혈당을 빨리 올리는 이유도 고구마에 아밀로펙틴이 많이 들어 있기 때문입니다. 당뇨인은 찰진 음식을 조심해야 합니다.

6) 섬유소의 함량

섬유소는 끈적한 젤을 형성하여 음식물을 위장에 오래 머물게 하고, 소장에서 소화효소의 작용을 막아 음식이 빨리 흡수되는 것을 방해합니다. 결과적으로 혈당이 적게 올라갑니다. 과거에는 수용성 섬유질만 이런 작용이 있는 것으로 알았지만 현재는 수용성, 비수용성 모두 비슷한 작용이 있다고 인정됩니다. 수용성 섬유소가 많은 음식은 잡곡, 야채, 견과류, 콩과 과일입니다. 평소에 이런 음식을 즐겨 섭취하는 것이 좋습니다. 단, 당뇨인은 혈당조절이 잘 안 될 때는 물론 평소에도 너무 많은 과일을 섭취하지 말아야 합니다.

7) 단백질과 지질의 함량

단백질과 지질은 위장관 운동을 늦추어 음식을 위장에서 오래 머물게 합니다. 음식이 천천히 소장으로 넘어가기 때문에 혈당이 천천히 오릅니다. 또한 단백질과 지방은 탄수화물만큼은 아니지만 췌장을 자극해서 인슐린을 조금 나오게 합니다. 이런 작용이 있어 단백질과 지방을 탄수화물 보다 먼저 먹으면 인슐린이 분비될 준비를 시키는 마중물과 같은 좋은 작용을 합니다. 살짝 인슐린을 자극시켜 놓아 탄수화물이 본격적으로 들어올 때 적시에 인슐린 분비를 도와줍니다. 식사 때 이렇게 단백질과 지방질을 먼저 먹으면 음식의 흡수가 늦어지고 인슐린이 제대로 나와 식후혈당조절에 도움을 줄 수 있습니다.

8) 음식의 산도(pH)

음식에 산이 많으면 위장관 운동이 느려지면서 음식이 오래 머물게 됩니다. 그 결과 식후혈당이 천천히 오릅니다. 식초를 사용한 음식, 산도가 높은 와인, 포도나 레몬, 샤워 도우sour dough처럼 산성 반죽으로 만든 빵을 먹으면 혈당이 조금 느리게 올라갑니다. 음식에 레몬을 많이 뿌려 먹거나 신 음식을 먹으면 혈당조절에 어느 정도 도움이 됩니다. 포도는 포도당 함량이 많아 그 자체로는 혈당을 빨리 올릴 수 있지만 산도가 높아 의외로 혈당이 천천히, 적게 오릅니다. 물론 양量이 중요합니다. 앉은 자리에서 포도를 몇 송이 먹으면 혈당은 당연히 많이 오릅니다.

7 ◆ 혈당지수와 혈당부하지수 - 고구마, 옥수수, 단호박

혈당지수glycemic index는 웬만큼 당뇨병에 관심이 있는 사람이면 들어봤을 겁니다. 어떤 음식이 혈당을 올리는 정도를 숫자로 표시한 것으로 정확한 정의는 이렇습니다. 포도당 50 g을 먹고 2시간 동안 측정한 혈당 면적area under curve을 100%로 잡습니다. 탄수화물 50 g을 함유한 음식을 먹고 2시간 동안 혈당을 측정하여 같은 방법으로 혈당 면적을 측정합니다. 순수 포도당만큼 혈당을 올리는 음식은 없기 때문에 그 면적은 포도당을 먹었을 때보다 적습니다. 포도당 대비 혈당 면적 비율이 70%면 그 음식의 당지수는 70이고, 45%면 당지수는 45입니다.

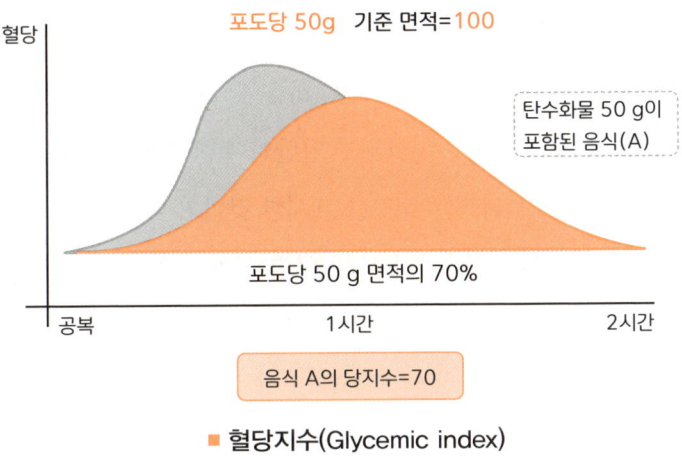

■ 혈당지수(Glycemic index)

혈당지수가 55 이하면 저혈당지수 음식, 56~69를 중혈당지수 음식, 70 이상이면 고혈당지수 음식이라고 합니다. 앞에 언급한 음식의 8가지 특징은 혈당지수를 중심으로 본 분류입니다. 그러나 혈당지수를 현실에 응용하기에는 한계가 많습니다.

탄수화물 50 g을 함유한 음식의 양이 너무나 다르기 때문입니다. 예를 들어 쌀튀밥은 혈당지수는 높지만 탄수화물 50 g에 해당하는 양은 보통 사람이 한 번에 먹는 일회 분량에 비해 너무 많아 실제로는 혈당을 많이 올리지 않습니다. 반대로 저혈당지수 음식 중에도 일회 섭취 분량이 아주 많아 실제로는 혈당을 많이 올리는 것들이 있습니다.

이런 단점을 보완하기 위해 일회 분량을 먹었을 때 실제 혈당이 올라가는 것을 표시하는 **혈당부하지수**glycemic load가 개발되었습니다. 혈당부하지수는 탄수화물 50 g에 해당하는 음식의 양이 아니라(혈당지수) 실제로 일반인이 **한 번에 섭취하는 음식의 양이 혈당을 올리는 정도를 표시한 것**이기 때문에 더 직관적입니다. 그러나 수식에서 보듯 일회 섭취 분량에 따라 숫자가 달라집니다. 즉, 평균적인 섭취량보다 많이 먹으면 혈당부하지수가 올라간다는 것을 명심해야 합니다. 우리나라 사람의 일회 분량은 농촌진흥청, 한국영향학회와 질병관리본부의 데이터베이스를 근거로 했다고 합니다.*

---

* 한국인 다소비 탄수화물 식품의 혈당지수와 혈당부하 지수. 농촌진흥청/경희대학교. 발간등록번호 11-1390802-000958-01.

> 혈당부하지수 =
> (혈당지수 X 일회 섭취 분량에 함유된 탄수화물의 양(g)) / 100

    10 이하를 저혈당부하지수 음식, 11~19를 중혈당부하지수 음식, 20 이상을 고혈당부하지수 음식이라고 합니다. 찐 옥수수, 옥수수죽, 군고구마는 혈당지수도 높고 일회 분량도 혈당을 많이 올리는 고혈당부하지수 음식이므로 당뇨인은 피하는 것이 좋습니다. 찐 감자는 혈당지수는 높지만 한 번 먹는 일회 분량은 혈당을 많이 올리지 않는 저혈당부하지수 음식입니다. 그러나 많이 먹으면 혈당이 올라가니 주의해야 합니다. 설탕을 넣지 않은 팥죽이나 군밤 등은 혈당지수도 낮고 혈당부하지수도 낮아 당뇨인에게 좋은 음식입니다.

    고구마는 어떨까요? 고구마는 칼로리도 높지 않고, 섬유질도 많고, 비타민도 많아 건강에 좋은 음식으로 여겨집니다. 그러나 당뇨인에게는 사정이 약간 다릅니다. 찐 고구마는 혈당지수가 70.8로 고혈당지수 음식입니다. 일회 분량을 70 g으로 했을 때 혈당부하지수는 15.5로 중혈당부하지수에 속하지만, 70 g은 고구마 1/4쪽도 안 됩니다. 보통 한 개 이상 먹기 때문에 사실은 고혈당부하지수 음식입니다. 군고구마는 혈당지수가 90.9로 혈당을 아주 많이 올립니다. 일회 분량을 70 g으로 가정할 때 혈당부하지수가 19.8로 고혈당부하지수에 가까운데 역시 실제 일회 분량은 훨씬 많기 때문에 혈당에 아주 위험합니다. 고구마를 꼭 먹고 싶다면 혈당 측면에서는 차라리 튀긴 고구마가 낫습니다. 튀기면 흡수가 좀 늦어지기 때문입니다. 혈당지수는 57.7이고 혈당부하지수는 12.1로 중간이지만, 이때 일회 분량은 45 g으로 가늘게 잘라 튀긴 고구마 6조각에 해당하여 비현실적입니다. 결론적으로 고구마는 생고구마를 제외하고는 혈당을 많이 올리며, 튀긴 고구마는 혈당을 많이 올리지는 않지만 많이 먹으면 고지혈증과 비만을 초래할 수 있습니다.

옥수수도 건강에 좋다는 음식입니다. 그러나 혈당에는 꼭 그렇지는 않습니다. 찐 옥수수의 혈당지수는 73.4로 높은 편이고, 찐 옥수수 1회 분량(90 g)의 혈당부하지수는 19.4로 낮지 않습니다. 조금 많이 먹으면 혈당이 크게 오를 수 있습니다. 옥수수죽의 혈당지수는 91.8로 아주 높고, 혈당부하지수는 33.0으로 아주 위험합니다. 옥수수를 뻥튀기한 강냉이는 조금 나은 편입니다. 강냉이의 혈당지수는 69.9로 비교적 높고, 일회 분량을 25 g으로 했을 때 혈당부하지수는 15.0으로 중간입니다. 그러나 25 g의 강냉이는 아주 양이 적어 실제로 이것만 먹는 사람은 없을 것 같습니다. 혈당관리 측면에서 피하는 것이 좋습니다.

단호박이 흥미롭습니다. 단호박은 늙은 호박과 더불어 서양호박입니다. 밤 맛이 난다고 밤호박이라고도 합니다. 섬유질과 비타민이 많아 변비에 좋습니다. 단호박이라는 이름에서 알 수 있듯이 맛이 아주 달짝지근합니다. 혈당이 많이 올라갈 것 같지만 그렇지 않습니다. 단호박을 찌면 혈당지수가 52.1로 저혈당지수 음식에 속합니다. 찐 호박 일회 분량을 70 g으로 잡으면 혈당부하지수는 6.6으로 낮습니다. 즉, 혈당을 적게 올립니다. 물론 많이 먹으면 당연히 혈당은 더 올라갑니다. 단호박으로 만든 호박죽은 더 놀랍습니다. 혈당지수가 53.0으로 높지 않습니다. 탄수화물 50 g을 포함한 호박죽의 양은 무려 478 g입니다. 너무 많아 웬만하면 한 번에 먹지 못합니다. 호박죽의 일회 분량을 250 g으로 할 때 혈당부하지수는 13.9로 중혈당부하지수 음식에 속합니다. 결과적으로 가장 위험해 보였던 **단호박죽은 오히려 당뇨인에게 안전한 음식입니다.** 단서가 있습니다. 호박죽에 설탕이나 꿀, 찹쌀가루 등을 뿌리면 혈당이 당연히 많이 올라갑니다.

8 ◆ 커피는 당뇨병에 좋을까?

우리나라 사람의 커피 사랑은 세계적입니다. 고종 때 수입된 것으로 알려진 커피는 현재 한국인의 최애 음료입니다. 커피 소비량이 세계 6위 정도 된다는데 일인당 소비량으로 계산하면 순위가 더 높아질 것 같습니다. 커피의 건강에 대한 우려는 커피 소비의 시작과 함께 해왔습니다. 독일의 작곡가 요한 세바스챤 바흐의 작품 중에도 커피를 많이 마시지 말라고 훈계하는 아버지와 커피 사랑을 막지 말라는 딸의 재미있는 대화가 실린 '커피 칸타타'가 있을 정도입니다. 커피와 심장병, 암, 당뇨병에 대한 연구도 많습니다.

가장 많이 연구된 분야는 커피와 심장병입니다. 커피가 심장병 발생을 예방한다는 연구와 조장한다는 연구가 존재합니다. 전자는 주로 미국 쪽에서, 후자는 유럽 쪽에서 나오는 경향이 있습니다. 같은 인종이지만 생활습관과 지리적 요인, 연구 대상과 연구 방법의 차이에서 오는 결과라고 추정합니다. 그러나 가장 중요한 원인은 아마 미국인과 유럽인이 즐겨 마시는 커피의 종류가 다르기 때문일 겁니다. 미국의 커피는 원두를 갈아 물과 함께 종이 필터를 통과시켜 만드는 필터 커피 filtered coffee 입니다. 우리나라에서는 '드립 커피'라고 하는 것 같습니다. 그러나 유럽에서는 원두를 고압 고온으로 철망을 통해 내리는 에스프레소 커피와 거기에 뜨거운 물을 더하는 아메리카노 커피가 대세이고, 남유럽을 중심으로는 커피를 거칠게 갈아 뜨거운 물을 부어 저어 마시는 끓인 커피boiled coffee를 많이 마십니다. 프렌치 프레스와 비슷하지요. 요즘은 에스프레소의 인스턴트 버전인 캡슐 커피coffee pod도 인기입니다.

종이로 거르는 필터 커피와 거르지 않는 커피(에스프레소, 아메리카노, 캡슐 커피, 끓인 커피)는 최종 산물이 다릅니다. 커피에는 디터펜diterpene이라는 독특한 물질이 들어 있는데, 대표적으로 카페스톨cafestol과 카웰kahweol이 있습니다. 이 물질들은 우리 몸에서 콜레스테롤 생산을 증가시켜 고지혈증을 유발할 수 있습니다. 커피를 종이로 거르면(스테인레스나 플라스틱 타공은 안 됨) 이 물질들이 걸러져 고지혈증을 피할 수 있습니다. 그렇다면 당뇨병에는 어떤 영향이 있을까요?

최근 스웨덴에서 커피와 당뇨병에 대한 연구가 발표되었습니다.* 커피를 만드는 방법에 따라 당뇨병의 발생이 다른지를 고찰한 연구입니다. 10년간의 데이터를 분석한 결과 필터 커피를 하루에 2~3잔 이상 마시는 사람은 거의 마시지 않는 사람에 비해 당뇨병 발병이 58%나 줄었습니다. 필터 커피 한잔

---

* L Shi et al. Plasma metabolite biomarkers of boiled and filtered coffee intake and their association with type 2 diabetes risk. Journal of internal medicine. 2019 Dec. 09.

의 용량은 150 cc로 우리와 별로 차이가 없습니다. 반면에 원두를 거칠게 갈아 뜨거운 물을 부어 마시는 끓인 커피는 많이 마시나 적게 마시나 당뇨병 발병에 큰 영향을 주지 않았습니다. 필터 커피가 당뇨병 예방에 좋은 이유는 끓인 커피를 마실 때는 생기지 않고, 필터 커피를 마셔야만 생기는 몸 속의 대사물질 때문인 것으로 추정합니다. 그런 물질로 페놀산 화합물과 클로로겐산 등이 있습니다. 이 물질들이 몸 안에서 검출되면 필터 커피를 마시는 사람이라고 특정할 수 있을 정도로 특이도가 높다고 합니다. 이 물질들은 주로 항산화, 항염증 작용을 하며 식후혈당을 느리게 상승시켜 결국 당뇨병 예방에 도움이 되는 것으로 추정합니다. 프림 커피(믹스 커피), 캡슐 커피, 에스프레소, 아메리카노, 프렌치 프레스, 남유럽식 끓인 커피, 종이 필터를 쓰지 않고 세라믹 필터를 쓴 더치 커피 등은 대부분 카페스톨이 높아 콜레스테롤을 많이 올립니다. 고지혈증 예방과 치료, 그리고 당뇨병 예방을 위해서라면 종이로 거르는 필터 커피(드립 커피)를 마시는 것이 좋겠습니다.

7장
당뇨병의 치료(2)
체중조절을 위한 다이어트법

당뇨병은 식사와 밀접하게 관련이 있는 생활습관병입니다. 탄수화물, 특히 단순당류인 당질을 많이 섭취하는 것과 관련이 있습니다. 따라서 당질을 적게 섭취하는 것이 치료에 필수적입니다. 당질은 탄수화물 중 단당류(포도당, 과당, 갈락토스)와 이당류(설탕, 유당, 맥아당)을 의미합니다. 섬유질, 미네랄, 비타민이 거의 없고 구조가 단순하여 쉽게 흡수되기 때문에 혈당이 아주 빨리 올라갑니다.

인체 대사와 영양학에 대한 이해가 없는 일부 의사들, 심지어 일반인들 중에도 당뇨병은 포도당이 많은 병이라서 탄수화물을 먹지 않으면 치료가 잘 될 것이라고 단순하게 생각하여 아주 위험한 주장을 펼치는 사람들이 있습니다. 가장 엉터리 주장은 아예 탄수화물을 먹지 않으면 당뇨병이 낫는다는 것입니다. 물론 탄수화물을 너무 많이 섭취하면 당뇨병뿐만 아니라 고지혈증과 비만을 유발하므로 어느 정도의 제한은 필요합니다. 그러나 곡물을 아예 먹지 말라거나, 더 나아가 채소도 먹지 말라는 주장은 극단적이고 무모한 말입니다. 정도의 차이는 있지만 모든 탄수화물이 다 해롭다는 주장입니다. 당뇨병이 나으려면 밥을 먹지 말라는 극단적인 주장을 담은 책이 대표적입니다. 탄수화물을 극단적으로 줄이면 영양실조가 됩니다. 그래서 모자란 칼로리를 단백질이나 지방질로 채워주는 다이어트 법이 나왔습니다. 처음에는 살을 빼는 목적으로 고안되었다가 점점 대담해져서 당뇨병도 낫게 해주고, 인슐린 저항성을 개선하여 당뇨병과 심장병 예방에 좋다는 무모한 주장을 펼치는 사람들이 있습니다. 바로 저탄수화물 고지방식(저탄고지)입니다.

1 ♦ 저탄수화물 고지방식은 당뇨병 환자에게 좋을까?

저탄수화물 고지방식(이하 저탄고지)은 말 그대로 탄수화물의 비율을 극단적으로 줄이고 지방의 비율을 늘린 식사법입니다. 어디까지가 저탄수화물이고, 고지방인지에 대해서는 사람마다 주장이 다릅니다. 저탄고지를 하는 사람을 보면 사실상 탄수화물을 적당히 섭취하는 경우도 있어서 숫자로 딱 잘라 말하기는 힘듭니다. 지방은 대부분 동물성 지방인 버터나 라드를 먹지만, 코코넛 오일을 먹는 경우도 있고 팜유는 나쁘다고 생각하여 꺼리는 그룹도 있습니다.

저탄고지의 이론적 근거는 탄수화물과 인슐린이 나쁘다는 데서 시작됩니다. 탄수화물은 인슐린 분비를 자극합니다. 인슐린은 지방세포의 증식을 촉진하여 뱃살을 찌게 합니다. 탄수화물을 먹으면 다른 영양소를 먹는 것보다 인슐린 자극이 심해 뱃살도 많이 찐다고 주장합니다. 따라서 인슐린을 적게 나오게 하거나, 심지어 안 나오게 하면 지방세포가 더 자라지 않고 심지어 기존의 지방세포마저 지방산을 다 방출하고 줄어듭니다. 증상 있는 당뇨병 초기에 소변을 많이 보고 뱃살과 허벅지살이 다 빠지는 이유와 같습니다. 저탄고지의 다른 점은 인위적으로 인슐린 결핍을 유발한다는 것입니다. 멀쩡한 췌장에서 어떻게 인슐린이 나오지 않게 할까요? 탄수화물을 제한하는 겁니다. 탄수화물을 전체 칼로리의 10% 미만으로 공급하면 인슐린 분비가 극도로 줄어들어 살이 빠집니다.

그런데 탄수화물을 줄인다고 굶을 수는 없으므로 다른 영양소를 먹어야 합니다. 여기에 고지방식사가 끼어듭니다. 고지방식사를 하면 일단 포만감이 들고, 칼로리는 어느 정도 채워지기에 심한 절식 때처럼 배가 고파 괴롭지 않습니다. 그러나 고지방식의 문제가 이렇게 단순하지는 않습니다. 뇌는 포도당과 케톤만 쓴다는 것이 문제입니다. 탄수화물을 거의 먹지 않으면 몸속의 포도당은 3일이면 바닥납니다. 그 후에는 지방산 산화를 통해 에너지를 보충하는데 뇌는 지방산을 산화시키지 못합니다. 인슐린은 지방산 산화를 억제합니다. 인슐린이 없으면 지방산 산화가 가속화되고, 부산물로 간에서 케톤이 나옵니다. 이 케톤이 뇌의 영양분이 됩니다. 이 과정은 조난당하거나 어떤 이유로든 장기간 먹지 못할 때의 생존 메커니즘입니다. 여기에 고지방식을 통해 세포가 쓸 수 있는 지방산을 더 많이 공급해주면서 인체의 대사를 케톤을 이용하는 쪽으로 전이시키는 과정이 저탄고지의 핵심입니다. 그 결과 살이 정말 많이 빠집니다. 당뇨병 초기에 심하면 10 kg 이상 빠지는 경우가 있는데 저탄고지가 이와 동일합니다. 다만 일부러 인슐린 결핍을 일으킬 뿐입니다. 실제로 해본 사람은 경험했겠지만 부작용이 만만치 않습니다.

우리가 탄수화물을 먹을 때는 순수한 탄수화물만 먹는 것이 아닙니다. 곡류와 채소, 과일 속에는 섬유소와 미네랄, 비타민 등 건강에 필수적인 영양소가 많이 들어 있습니다. 저탄수화물식을 하면 이런 영양소를 먹지 못합니다. 섬유소는 변비와만 관련이 있는 것이 아니라 장내 미생물의 생장에 중요한 역할을 하여 결국 몸의 염증과 면역력, 에너지 생산에 관련됩니다. 콜레스테롤의 제거에도 중요한 역할을 합니다. 비타민과 미네랄의 역할은 익히 알려진 바와 같습니다. 정말로 저탄수화물 식이를 하면 변비와 영양실조, 비타민 및 미네랄 부족에 시달립니다. 탈모가 일어나고, 피부가 푸석해지고, 손톱 끝이 갈라지고, 매사에 힘이 없고, 기운이 달립니다. 인슐린이 제대로 역할을 하지 못해 근육도 부실해집니다. 인슐린은 혈관확장 작용을 해서 혈압을 낮추는데, 인슐린이 없어지니 혈압도 오릅니다. 물론 아주 비만한 사람은 저탄고지로 살이 빠지면 상반된 두 가지의 힘이 상쇄되어 혈압이 정상으로 유지되거나, 고혈압이 정상 혈압이 될 수도 있습니다. 그러나 최근의 연구 결과에 따르면 저탄수화물 식사는 총사망과 암의 위험을 높입니다.[*] 약 2만 5000명의 피험자를 10년간 추적 관찰한 결과, 탄수화물을 적게 먹는 사람일수록 사망률이 높았습니다. 저탄수화물 식사는 심장병과 암에 의한 사망과 관련되었습니다. 저탄수화물 식사가 좋지 않은 이유는 탄수화물이 많은 음식에 풍부한 파이토케

---

[*] M Mazini et al. Lower carbohydrate diets and all-cause and cause-specific mortality: a population-based cohort study and pooling of prospective studies. Eur Heart J 2019 Sep 7;40(34):2870.

미칼, 미네랄, 비타민, 섬유질, 특정 지방산과 단백질을 섭취하지 못해서인 것으로 추정됩니다. 간접적인 이유도 있습니다. 탄수화물을 적게 먹으면 대신 지방질과 단백질을 섭취해야 하는데, 이때 포화지방이 많은 동물성 단백질을 많이 먹기 때문입니다.

그렇다고 무작정 탄수화물을 많이 먹는 것도 좋지는 않습니다. 정제 탄수화물을 줄이고 복합탄수화물을 많이 먹어야 건강에 좋습니다. 같은 탄수화물이라도 전곡류 등 복합 탄수화물을 많이 먹는 사람이 그렇지 않은 사람보다 총사망이 9% 낮았고, 심장병 사망이 15% 감소했습니다.* 반면 정제 탄수화물을 많이 먹으면 해롭습니다. 주로 개발도상국을 대상으로 한 PURE 연구에 따르면, 밀가루나 백미 등 영양소가 적은 단순 탄수화물을 많이 먹을수록 사망률이 높았습니다. 정제 탄수화물이 특별히 나쁜 원인은 섬유소의 결핍 때문입니다. 탄수화물의 종류에 따른 사망율의 차이를 분석한 연구에 따르면 하루에 먹는 섬유질의 양에 따라 건강에 큰 차이가 납니다.** 적어도 하루에 30 g 이상의 섬유질을 섭취해야 총사망, 심장병으로 인한 사

---

* Nurses' health study/Health professional follow-up study.
** A Reynolds et al. Carbohydrate quality and human health: a series of systematic reviews and meta-analysis. Lancet 2019. Feb 02 393. P434.

망과 당뇨병의 발병이 감소합니다. 하루에 30 g의 섬유소는 꽤 많은 편입니다. 2014년 현재 우리나라 사람들의 하루 평균 섬유질 섭취량은 23.2 g입니다. 과거에 비해 많이 늘었지만 아직도 부족한 현실입니다. 도정하지 않은 쌀과 전곡류와 채소 섭취를 더 늘려야 하는데, 이런 상황에서 저탄수화물 식사는 건강에 아주 위험할 수 있습니다.

탄수화물은 피해야 할 독이 아니라 적당히 먹으면 가장 싸고 훌륭한 에너지원입니다. 그렇다면 얼마나 먹어야 적당할까요? 최근에 발표된 대규모 연구결과에 따르면 가장 적절한 탄수화물의 비율은 총열량의 50~55% 입니다.* 그보다 많거나 적게 먹으면 좋지 않았습니다. 탄수화물을 40% 미만 또는 70% 이상으로 먹을 경우 총사망이 약 20% 증가했습니다. 탄수화물을 너무 많이 먹는 사람은 대체로 가난하고, 영양섭취가 균형 잡히지 않았으며, 주로 밀가루나 흰쌀 등 정제 탄수화물을 먹기 때문에 총사망이 증가하는 것으로 추정됩니다. 반대로 탄수화물을 너무 적게 먹은 사람은 동물성 단백질과 지방을 많이 먹은 탓에 더 많이 사망한 것으로 추정합니다. 꼭 짚고 넘어갈

---

* SB Seidelmann et al. Dietary carbohydrate intake and mortality: a prospective cohort study and meta-analysis. Lancet 2018 Sep 1 3(9) PE 419.

점은 탄수화물을 적게 먹어도 식물성 지방과 단백질을 많이 먹은 사람은 건강했다는 것입니다. 현재로서는 탄수화물을 적당히 먹되, **정제 탄수화물은 피하고 육식보다 채식 위주로 식사하는 것이 가장 건강에 좋은 다이어트**로 생각됩니다.

저탄고지의 다른 축인 **고지방식의 부작용은** 훨씬 심각합니다. 저탄고지는 주로 포화지방을 먹는 식사법입니다. 포화지방은 췌장에 작용하여 인슐린 생성을 억제합니다. 당뇨병에 좋은 것이 아니라 오히려 당뇨병을 유발할 수 있습니다. 포화지방은 간에서 콜레스테롤 생성을 증가시킴과 동시에 콜레스테롤 제거를 억제하므로 혈중 콜레스테롤이 크게 올라갑니다. 그 결과 심혈관질환의 위험이 심각하게 높아집니다. 저탄고지 식이 후 총 콜레스테롤이 300 mg/dL 이상 올라간 사람도 있습니다. 고콜레스테롤혈증은 심장병의 가장 중요한 위험인자입니다. 저탄고지를 옹호하는 사람들은 심장병 위험을 무마하기 위해 두 가지 논리를 폅니다. 첫 번째는 저탄고지 때문에 콜레스테롤이 올라가지만 콜레스테롤은 심장병의 원인이 아니라 오히려 몸에 좋다는 것입니다. 이건 논리가 아니라 무리입니다. 콜레스테롤-심장병의 인과관계는 과학적 근거가 너무나 확실한 데도 제약회사와 의사들이 짜고 만든 가짜 이론이라고 억지를 씁니다. 두 번째는 조금 더 정교한데 이른바 패턴 B, 또는 작은 LDL 이론입니다. 콜레스테롤이 다 해로운 것이 아니라 LDL 중 작고 조밀한 LDL만 위험하다. 그런데 그것은 LDL 콜레스테롤과 상관없고 중성지방이 높으면 많아진다. 중성지방이 높으면 또한 인슐린 저항성도 높다. 저탄고지를 하면 중성지방은 줄고 HDL 콜레스테롤은 올라가므로 인슐린 저항성이 좋아져 당뇨병과 멀어지고, 작은 LDL도 줄어들어 심장병 위험도 줄어든다. 저탄고지의 결과 콜레스테롤이 아주 많이 올라가도 중성지방이 줄어 작은 LDL이 적어지므로 실제로는 심장병이 예방된다는 주장입니다. 심지어 케이블 TV의 어떤 건강 프로에서 이 분야와는 전혀 상관이 없어 보이는 한의사가 나와 체험단과 함께 어떤 식사를 한 후 총 콜레스테롤, LDL 콜레스테롤은 엄청 올라갔는데 중성지방/HDL 콜레스테롤 비율이 떨어졌다고 좋아하는 어리석은 장면도 봤습니다. 전문가의 눈으로 보면 아전인수와 논리의 비약으로 점철된 잘못된 주장입니다. 이 주장에 대한 반론은 뒤쪽 유튜브 영상을 참고하세요.

최근 아주 흥미로운 논문이 발표되었습니다. 내용도 흥미롭지만 저자도 흥미롭습니다. 저자는 저탄고지를 하면 LDL 콜레스테롤은 증가하지만 대신 몸에 유해한 소위 '작고 조밀한 LDL' 입자는 줄고 몸에 해롭지 않은 '큰 LDL' 입자가 늘어나 전체적으로 아주 해롭지는 않다는 주장에 자주 인용되던 사람입니다. 그런데 연구의 목적과 전혀 다른 결과가 나왔습니다.* 54명의 이상지혈증 환자를 반으로 나누어 27명에게는 저포화지방식을, 나머지 27명에게는 고포화지방식을 제공했습니다. 연구자들은 고포화지방식을 한 사람은 총콜레스테롤과 LDL 콜레스테롤은 증가하지만, 작고 조밀한 LDL 입자의 수는 감소할 것이라는 가설을 세웠습니다. 그러나 결과는 전혀 달랐습니다. 고포화지방식을 하면 저포화지방식에 비해 총콜레스테롤, LDL 콜레스테롤은 물론 apoB 지단백질의 농도가 많이 올라갔습니다. 그런데 기대와는 반대로 '작고 조밀한 LDL' 입자 수와 총 LDL 입자 수까지 증가했습니다. 동맥경화를 일으킬 만한 모든 변수가 다 같이 증가한 것입니다. 많은 전문가들은 LDL 입자 수가 늘수록 동맥경화증이 잘 생긴다는 데는 동의하지만, 저탄고지 옹호자들이 주장하는 '작은 LDL' 입자는 위험하고 '큰 LDL' 입자는 안전하다는 주장은 믿지 않습니다. 그러나 이 연구에서는 저탄고지 옹호자들이 나쁘다고 주

---

* S Chiu, PT Williams and RM Krauss. Effects of a very high saturated fat diet on LDL particles in adults with atherogenic dyslipidemia: a randomized controlled trial. PLOS one. 2017 Feb 6;12(2):e0170664.

장하는 '작은 LDL'이 오히려 포화지방을 많이 먹을수록 증가했습니다. 자가당착이지요. LDL의 크기라든가 패턴 A, 패턴 B 등의 구분은 처음에는 아주 매력적인 가설이었지만 현재는 이런 분류가 크게 도움이 되지 않는다고 생각합니다. 이 연구를 보더라도 살을 빼기 위해서든, 다른 어떤 이유에서든 포화지방을 많이 먹으면 동맥경화증의 강력한 위험인자인 LDL 콜레스테롤, LDL 입자 수, 심지어 '작은 LDL'도 증가합니다. 결론적으로 당뇨병을 치료하거나 예방하기 위해 저탄고지와 같은 식사법은 하지 않아야 합니다.

체중감량 면에서도 저탄고지의 장기적 효과와 안전성은 회의적입니다. 단기적으로 살을 뺄 수 있지만 장기적으로 지속하기는 매우 어렵습니다. 1년 정도도 유지하는 사람이 많지 않고, 그런 사람조차 체중감량 효과는 일반적인 칼로리 제한식과 크게 다르지 않습니다. 그러나 부작용이 훨씬 크기 때문에 당뇨인은 물론 일반인에게도 권할 수 없습니다.

> ▶ 유튜브 닥터 조홍근의 알기 쉬운 당뇨, 심장병 이야기 100번 동영상
> '고지방 식사는 LDL을 나쁘게 한다'

2 ◆ 간헐적 단식은 좋을까, 위험할까?

간헐적 단식은 가끔씩 끼니를 굶어 살을 뺀다는 식사법입니다. 주 단위로 단식하는 방법과 일 단위로 단식하는 방법이 있습니다. 주 단위 단식은 5:2 단식이라고 하여, 5일간 정상 식사를 하고 2일은 단식을 합니다. 일 단위 단식은 다른 말로 시간제한 식이 또는 16:8 단식이라고 합니다. 매일 16시간 동안 단식하고, 나머지 8시간 동안 식사를 한다는 뜻입니다. 이 말을 8시간 동안 먹고 싶은 것을 마음껏 먹고, 나머지 16시간을 굶으면 된다고 잘못 생각하는 경우가 있습니다. 그렇게 하면 절대 살이 빠지지 않고 오히려 살이 찝니다. 16:8을 하게 되면 하루 세 끼를 먹던 사람이 한 끼를 굶게 됩니다. 즉 평소 칼로리의 2/3만 먹는 것입니다. 하루에 먹을 양을 8시간에 다 먹는다고 오해하면 안 됩니다.

그렇다면 간헐적 단식이나 매끼 조금씩 적게 먹는 단식이나 칼로리를 줄이는 것은 다 같은데 왜 간헐적 단식을 선택해야 할까요? '단식'에 따른 생리적 변화를 장점으로 주장합니다. 굶으면 포도당이 고갈되면서 뱃살의 지방 분해가 왕성해지고 케톤증이 유발됩니다. 지방조직이 감소하고 백색 지방이 갈색 지방으로 변해 심혈관 질환에 좋을 것이라고 주장합니다. 적당한 케톤증은 심근 기능을 활성화한다는 의견도 있습니다. 유전자

발현의 변화로 수명이 연장되고, 항암 작용이 있으며, 암세포의 발달을 막는다는 주장도 있습니다. 그러나 이런 현상은 대부분 세포나 동물 실험에서 관찰되는 것으로 아직 사람한테 증명된 예는 없습니다. 또한 사실 모든 형태의 '소식'에서 공통으로 관찰됩니다. 간헐적 단식의 효과라기보다 소식의 효과라고 볼 수 있습니다. 체중감량에 있어서도 간헐적 단식과 전통적인 칼로리 제한식의 효과는 비슷하다고 알려졌습니다. 엄격한 기준을 충족한 임상시험은 많지 않은데, 그나마 간헐적 단식 시 살이 빠지는 것은 맞지만 전통적인 칼로리 제한식과 체중 감량 효과가 다르지 않았습니다.

아직까지 특별히 간헐적 단식이 더 우월한 부분은 없지만 개인마다 적응도가 다릅니다. 예를 들어 한 끼 정도 굶더라도 한 끼는 제대로 먹고 싶다면 항상 조금씩 먹어야 하는 칼로리 제한 식이보다 간헐적 단식을 선호할 수 있습니다. 가끔 주말에 저녁을 굶으면 잠도 편하게 자고 다음날 몸이 가볍다고 느끼는 것처럼 간헐적 단식도 본인에게 편하면 해볼 수 있습니다. 그러나 아침을 굶는 것은 권하지 않습니다. 동서양을 가리지 않고 아침을 굶으면 심장병, 당뇨병, 비만 등이 더 잘 생긴다는 연구 결과가 많습니다. 아침을 굶으면 점심과 저녁을 많이 먹게 되고, 칼로리가 높고 짠 스낵을 더 찾는다는 연구 결과도 있습니다. 간헐적 단식을 하려면 저녁을 굶는 것이 여러 가지로 좋습니다.

여기까지는 당뇨병이 없는 사람에게 하는 말입니다. 당뇨인은 조심해야 합니다. 인슐린이나 설포닐우레아를 사용하는 당뇨인이 식사를 규칙적으로 하지 않으면 저혈당에 빠질 수 있습니다. 당뇨인에게 간헐적 단식을 시행한 연구에 따르면 체중 감량 효과는 없으면서 저혈당은 2배 정도 자주 보고되었습니다. 득은 없고 위험만 높아진다는 의미입니다. 식사 때만 혈당이 떨어지는 DPP4 억제제나 메트포르민을 사용하는 당뇨인은 조금 안전할 수 있지만 그래도 주의해야 합니다. 당뇨약 중에는 체중을 줄이는 것도 있으므로 체중이 문제라면 이런 약을 쓰는 것이 간헐적 단식보다 좋습니다.

> **포인트**
>
> ∨ **간헐적 단식을 잘못하면**
>
> 간헐적 단식 자체에는 어떤 영양소를 더 섭취하라는 구체적인 언급은 없습니다. 그런데 간헐적 단식을 하면서 공복감을 없애기 위해 지방을 많이 먹는 경우가 있습니다. 심한 경우 저탄고지와 간헐적 단식을 같이 하는 사람도 있습니다. 살은 많이 빠질 수 있지만 대신에 비만보다 훨씬 좋지 않은

병을 얻을 수 있습니다. 간헐적 단식을 하고 있다는 안도감에 먹을 수 있는 시간에는 고포화지방식사를 한 결과 심한 고지혈증이 생깁니다. 젊은 사람 사이에 그런 일이 많은데 예를 들면 간헐적 단식 전에 정상이던 LDL 콜레스테롤이 포화지방을 많이 먹는 간헐적 단식을 약 1~2개월 한 뒤에 190 mg/dL 이상 올라가는 일이 자주 있습니다. LDL 콜레스테롤 190 mg/dL는 일종의 마지노선으로, 그 이상 되면 식사요법이고 뭐고 바로 스타틴을 쓰라는 권고안이 있을 정도로 위험한 수치입니다. 심지어 총콜레스테롤 320 mg/dL, LDL 콜레스테롤 220 mg/dL 이상 되는 사람도 봅니다. 경동맥 초음파 결과가 나쁘지 않다면 정상 식사를 1달가량 하면 정상 수치로 떨어집니다.

그러나 불운한 사람도 있었습니다. 고지방식사, 방탄커피, 간헐적 단식 후에 LDL 콜레스테롤이 190 mg/dL 이상 되어 찾아온 환자인데 경동맥 초음파 검사에서 아주 위험하고 점점 커질 가능성이 있는 불안정한 콜레스테롤 플라크가 발견되었습니다. 젊은 나이임에도 고용량 스타틴과 아스피린보다 강한 항혈소판제제를 복용해야 합니다. **간헐적 단식 자체는 선호에 따라 할 수 있지만, 저탄고지나 방탄 커피는 피하는 것이 건강에 좋습니다.**

▶ 유튜브 닥터 조홍근의 알기 쉬운 당뇨, 심장병 이야기 122번 동영상
'간헐적 단식을 했더니 콜레스테롤이 높아져요'

3 ◆ 완전 채식은 어떨까?

요즘 전 세계적으로 채식 열풍이 불고 있습니다. 종교적, 철학적, 윤리적 이유에서 선택하는 사람도 있고, 큰 병이 걸린 후 회복과 재발 방지를 위해, 또는 질병 예방을 위해 선택하는 사람도 있습니다. 채식도 여러 종류가 있는데 미국에서 가장 흔한 것은 락토-오보 lacto-ovo 채식으로 고기, 생선은 먹지 않고 우유와 계란은 먹는 식사법입니다. 락토 채식은 고기, 생선은 물론 계란도 먹지 않지만 우유까지는 먹습니다. 오보 채식은 고기, 생선, 유제품은 먹지 않지만 계란은 먹는 방식입니다. 가장 엄격한 채식 strict vegan은 고기, 생선, 우유, 치즈는 물론 동물에서 유래된 어떤 음식도 먹지 않는 식사법입니다. 버터로 구운 감자, 동물성 지방으로 튀긴 빵, 동물의 연골 성분인 젤라틴이 들어간 마시멜로우, 카세인이나 유단백이 들어간 마가린도 먹지 않습니다.

많은 연구 결과 잘 고안된 채식은 육식 기반 식사보다 당뇨병, 심장병, 비만, 암의 발생을 예방하고, 재발을 낮추고, 혈압과 콜레스테롤과 혈당을 관리하는 데 도움이 됩니다. 최근에는 신장 기능을 보전하는 데도 아주 좋은 것으로 보고됩니다. 본인의 의지로 채식을 선택한다면 말릴 이유는 없습니다.

그러나 채식을 하면 무조건 살이 빠지고 혈당이 좋아지는 것으로 오해하는 사람도 있습니다. 왠지 건강하고 좋을 것 같은 느낌이 드는 거지요. 그러나 채식을 해도 달콤한 빵과 페이스트리, 쿠키 등 설탕과 지방이 많은 가공식품은 전혀 건강에 이득이 되지 않습니다. 잘 모르고 채식을 하면 영양소도 부족해지기 쉽습니다. 완전 채식을 하려면 비타민 B12는 따로 먹거나, 강화된 음식을 먹어야 합니다. 칼슘, 아연, 요오드, 오메가-3 지방산도 채식을 할 때 결핍되기 쉬운 물질로 보충해야 합니다. 외국에는 학회나 단체에서 운영하는 홈페이지가 있어 채식을 선택한 사람에게 자세한 도움을 줍니다. 우리나라는 아직 공신력 있는 기관은 없고 개인의 경험을 바탕으로 서로 알려주는 형편이어서 조만간 조직적인 지원과 전문가들의 지식 나눔이 필요합니다.

4 ◆ 당뇨인이 가장 피해야 할 과일 다이어트

컬트적인 다이어트로 과일 다이어트가 있습니다. 다른 음식은 배제한 채 오로지 과일로 연명하는 것입니다. 아주 위험하고 좋지 않은 방법입니다. 과일만 먹고도 아주 건강하다고 과시하는 사람도 있는데, 24시간을 정말 과일만 먹는지 확인할 수도 없고 건강을 객관적으로 검증받은 것도 아니므로 믿기 어렵습니다.

과일만 먹으면 여러 가지 문제가 생깁니다. 당뇨인이 아니라도 혈당에 문제가 생길 수 있습니다. 과일에는 대체로 세 가지 당류가 들어있습니다. 포도당과 과당이라는 단당류와 포도당과 과당이 합쳐진 이당류인 설탕입니다. 과일의 종류와 품종에 따라 세 가지 당류의 함량과 비율이 다릅니다. 일단 포도당과 설탕을 먹으면 혈당이 오릅니다. 하루 이틀도 아니고 매일 이렇게 먹으면 혈당이 많이 오르게 됩니다. 더 중요한 문제는 과당입니다. 과당은 포도당이 아니므로 혈당(혈중 포도당)을 직접적으로 올리지 않습니다. 그러나 장기적으로 훨씬 큰 문제를 일으킵니다. 과당은 간에 지방을 많이 저장시켜 **지방간**을 일으킵니다. 학자에 따라 이견이 있지만 같은 칼로리의 포도당에 비해 이런 작용이 더 강합니다. 지방간은 당뇨병의 시작이자, 최근에는 심장병의 시작으로 새롭게 주목받는 아주 위험한 질병입니다. 일부는 고기와 술과 과식 때문에 지방간이 되지만, 의외로 과일을 많이 먹는 사람도 지방간이 많습니다. 또한 과당은 중성지방과 콜레스테롤을 높입니다. 인슐린 저항성을 악화시키고, 심장병을 유발할 수 있습니다. 장내 미생물 분포를 나쁘게 하여 장은 물론 전신에 염증을 유발합니다. 물론 과일을 적당히 먹으면 이롭지만, 과일만 섭취하면 해로운 작용이 이로운 점을 압도합니다. 하루에 과당 50 g을 4주간 주는 실험을 했더니 포도당에 비해 혈액에 염증이 훨씬 높아졌다는 보고도 있습니다. 청량음료 한병에는 과당이 60~70 g 정도 들어 있고, 커피 시럽에는 70 g이 넘게 들어 있습니다. 물론 이것은 액상과당으로 과일의 과당과는 다르지만, 과일의 과당도 많이 섭취하면 이런 일이 생길 수 있습니다.

인체는 과일을 주식으로 하지 않기 때문에 과당을 다루는 능력이 제한적입니다. 특히 당뇨인은 과일을 많이 먹지 말아야 합니다. 늦여름과 가을에는 당뇨인들의 당화혈색소가 평균 1% 정도 뛰는 경향이 있는데, 여름과 가을의 과일 때문입니다. 오죽하면 내과의사들이 농담 삼아 홍시를 독이 있는 감이란 뜻으로 '독감'이라고 부르겠습니까? 다른 사람에게 좋다고 해서 내게도 꼭 좋지는 않습니다. 비당뇨인에게는 적당한 과일은 건강에 좋다고 권장하지만, 혈당이 완벽하게 조절되지 않는 당뇨인에게 과일은 해로울 가능성이 높습니다. 과일 다이어트는 당뇨인이 가장 피해야 할 식사법입니다.

8장

당뇨병의 치료(3)
운동과 생활습관

운동은 올바른 식습관과 함께 건강을 유지하는 데 가장 중요한 행동입니다. 운동은 모든 종류의 사망과 질병을 예방하고, 완화시키며, 건강 수명을 연장합니다. **당뇨병에서 운동은 체중 감량, 염증 감소, 뱃살 감량 및 허벅지 근육 증가에 가장 중요한 방법입니다.** 뱃살은 혈당을 올리고, 허벅지는 혈당을 낮춥니다. 식사량만 줄이면 뱃살도 빠지지만 허벅지 근육도 같이 빠져 건강에 좋지 않습니다.

당뇨병 환자는 시작하기 쉽고 안전한 유산소 운동을 하는 것이 좋습니다. 산책, 조깅, 자전거 타기, 등산 등은 가장 대중적인 유산소 운동입니다. 유산소 운동은 열량을 소모하여 살을 빼고 유지하는 데 좋으며, 허벅지 근육을 자극하여 혈당을 떨어뜨립니다. 상해를 입을 염려가 적어 남녀노소 누구나 안전하고 쉽게 할 수 있습니다.

  그러나 유산소 운동만으로 허벅지 근육과 코어 근육 강화를 기대하기는 어렵습니다. 당뇨병 환자는 심폐기능 향상은 물론, 근육량과 강도를 유지하고 증진하는 동시에 골밀도도 유지해야 합니다. 웨이트 트레이닝, 근력 운동이라고도 하는 무산소 운동은 이런 목적을 달성하기에 좋습니다. 하지만 혼자서 제대로 하기 힘들고, 자세가 잘못되면 오히려 다칠 수 있어 유산소 운동에 비해 어려운 편입니다.

  운동을 별로 안 했던 사람이라면 우선 안전하고 쉬운 유산소 운동을 권합니다. 하루에 30~60분씩 조금 빨리 걷거나 조깅을 하는 겁니다. 처음부터 무리하게 조깅을 할 필요도 없습니다. 안전하게 운동하는 습관을 들이는 것이 중요합니다.

1 ◆ 언제 운동을 할 것인가?

  당뇨인이 혈당조절을 위해 운동을 할 때는 공복에 하는 것보다 식후에 하는 것이 좋습니다. 식후에 혈당이 많이 오를 때 허벅지 운동을 하면 식후혈당의 약 70%가 허벅지 근육으로 흡수되어 혈당이 많이 떨어집니다. 식사 후 바로 움직이면 위장으로 가야할 혈액이 허벅지로 몰려 위장질환과 복통이 생길 수 있으므로 숟가락을 놓은 후 30분 정도에 시작하는 것이 좋습니다.

당뇨인은 공복에 운동을 하면 저혈당의 위험이 높습니다. 특히 아침 일찍 공복 상태로 운동하면 저혈당이 올 수 있고 하루 내내 혈당 추세가 좋지 않을 수 있습니다. 저녁 식사 후에는 몸과 마음이 이완되어 있고, 식사량이 많아 혈당이 가장 많이 오르기 때문에 운동이 더 효과적입니다. 그러나 너무 늦은 저녁에 격렬한 운동을 하면 수면 중에 저혈당이 올 수 있고, 역설적으로 아침 공복혈당이 높아질 수 있어 피하는 것이 좋습니다.

2 ◆ 얼마나 자주 운동을 할 것인가?

운동의 대사적 효과는 약 48시간 지속됩니다. 그 이상 운동을 안 하면 몸은 바로 운동 전 상태로 퇴행합니다. '근육의 기억력은 48시간'이라고 하는 이유입니다. 따라서 **적어도 이틀에 하루는 운동**을 하는 것이 좋습니다. 일주일에 네 번 이상을 권장합니다. 무리하지 않는 범위 내에서 매일 하는 것도 좋지만, 격렬한 운동을 매일 하는 것은 좋지 않습니다. 관절과 혈관에 오히려 무리가 올 수 있기 때문입니다.

3 ◆ 얼마나 오래 운동을 할 것인가?

운동 시간은 하루에 30분 이상이 좋습니다. 최근 연구 결과, 시간이 없다면 5~10분씩 조각 시간을 내서라도 운동을 하는 것이 좋습니다. 운동 시간의 총합이 같다면 한꺼번에 운동한 것과 동등하거나, 오히려 더 좋은 혈당 강하 효과가 있습니다. 1주일의 총합이 150분 이상은 되어야 운동의 효과가 나타나기 시작합니다. 저는 개인적으로 하루에 1시간 정도의 운동을 권합니다.

4 ◆ 어떤 조합으로 운동을 할 것인가?

유산소 운동은 가장 기본적인 운동이라 다른 운동을 같이 해야 효과가 좋습니다. 하루에 한 시간 정도 운동을 한다면 유산소 운동과 무산소 운동, 스트레칭과 균형 운동이 같이 들어있어야 합니다. 예를 들어, 운동을 시작할 때 스트레칭을 하고 유산소 운동을 한 후에 몸이 풀렸을 때 자극이 강한 무산소 운동을 하는 것도 좋습니다.

사람마다 개인차가 크고 기초 체력과 건강 상태가 달라 획일적인 운동 권고안은 적합하지 않습니다. 개인의 상황에 맞게 운동의 종류와 양과 횟수를 구성해야 하며, 주치의와 체육지도자의 상담과 관리가 필요합니다.

5 ◆ 운동과 혈당
1) 운동 전에 해야 할 일

너무 강하게, 너무 오래 운동을 하면 저혈당이 올 수 있습니다. 운동이 한 시간 이상 길어질 것 같으면 운동 30분 전에 사과 한 개를 껍질째 먹고 시작하면 중간에 저혈당이 오는 것을 예방할 수 있습니다. **운동 전에 혈당을 한 번 측정하는 것이 좋습니다.**

운동 전 혈당이 70 mg/dL 이하면 사과 한 개 또는 빵 한 조각을 먹고 15분 동안 기다립니다. 15분 시점에 측정한 혈당이 70~100 mg/dL이고 한 시간 안에 먹을 일이 없다면, 다시 사과 1개 또는 빵 한 조각을 먹고 운동을 시작합니다. 15분 시점에 측정한 혈당이 100~150 mg/dL라면 그냥 운동을 시작합니다. 만약 격한 운동이 30분 이상 지속될 것 같다면 사과 반 개 정도를 먹고 시작해도 됩니다.

운동 전 혈당이 150~250 mg/dL라면 그냥 운동을 시작합니다.

인슐린을 맞는 사람이 운동 전 혈당이 250 mg/dL 이상이면 케톤산증의 위험성이 있습니다. 비현실적인 기준이지만 원칙은 케톤뇨가 나오는지 확인한 후 음성이면 운동을 시작합니다.

운동 전 혈당이 300 mg/dL이면 인슐린을 맞든, 경구약을 복용하든 운동을 피하는 것이 좋습니다. 케톤산증과 탈수의 위험이 있습니다.

2) 운동 중에 주의해야 할 사항

당뇨인은 운동 중에도 저혈당에 주의해야 합니다. 등산이나 긴 거리를 걷거나 자전거를 탈 때에는 30분에 한번 혈당을 잴 것을 권합니다. 혈당이 70 mg/dL 이하이거나, 몹시 피곤하고 배고프고 정신이 혼미하면 즉시 쉬어야 합니다. 15 g의 탄수화물(과일 주스, 사탕, 콜라)을 먹고, 15분 안에 혈당을 재서 70 mg/dL가 넘을 때까지 반복해서 먹어야 합니다. 혈당이 70 mg/dL 이상 되면 일어나서 집에 가면 됩니다.

포인트

▼ 단순 당질 15~20 g에 해당하는 음식

- 설탕 한 스푼
- 꿀 한 숟가락
- 주스 또는 청량음료 3/4컵(175 cc)
- 요구르트 100 cc 한 개
- 사탕 3~4개

출처 – 대한당뇨병학회 홈페이지

3) 운동 후 저혈당

격렬한 운동을 하고 음식을 보충해주지 않으면 저혈당이 올 수 있습니다. 운동을 하면 근육 내에 저장된 포도당 복합체인 글리코겐이 소진됩니다. 운동이 끝나면 근육은 혈액 속의 포도당을 흡수하여 부족한 글리코겐을 만들기 시작합니다. 이때 혈당이 떨어집니다. 이 과정은 운동 후 2~4시간에 시작되어 12시간까지 지속됩니다. 혈당이 떨어지는 또 다른 이유는 근육의 인슐린 민감도가 증가하기 때문입니다. 인슐린 민감도가 증가하면 같은 양의 인슐린이 나와도 근육에 포도당이 더 많이 들어가기 때문에 혈당이 더 떨어집니다. 한 번 제대로 운동하면 48시간 동안 인슐린 감수성이 증가합니다. 따라서 근육의 기억은 이틀간 지속된다고 합니다. 적어도 이틀에 한번은 제대로 운동해야 하는 이유이기도 합니다.

운동 후에도 혈당을 측정하는 것이 중요합니다. 운동 후 4~5시간 동안은 수시로 혈당을 체크해야 합니다. 운동이 격렬할수록 저혈당이 올 수 있는 시간이 길어지기 때문입니다. 심지어 운동 후 8시간이 지나서 저혈당이 올 수도 있습니다.

포인트

∨ 운동 후 저혈당을 예방하기 위한 수칙

- 운동 전에 사과 등 천천히 분해되는 탄수화물을 먹는다.
- 늦은 밤 운동을 피한다. 수면 중 저혈당 예방을 위해 운동 후 2시간 내에는 잠들지 않는다.
- 운동 전후에 술을 마시지 않는다. 술은 간의 포도당 합성을 방해한다.
- 운동 후 뜨거운 목욕이나 사우나를 하지 않는다.
- 운동 후 혈당이 100 mg/dL 미만이고, 1시간 내에 식사를 할 예정이 아니라면 과일이나 주스, 빵 등을 먹는다.
- 운동하고 자기 전에 측정한 혈당이 여전히 100 mg/dL 미만이라면 빵이나 주스를 먹고 잔다.

▶ 유튜브 닥터 조홍근의 알기 쉬운 당뇨, 심장병 이야기 61번 동영상 '올바른 혈압 측정을 위해 꼭 지켜야 할 포인트'

4) 운동 직후 고혈당

운동 후에는 당연히 혈당이 떨어질 것이라고 예측했는데, 오히려 혈당이 올라가 놀라는 경우가 있습니다. 이런 현상은 당뇨인은 물론 건강한 사람에서도 볼 수 있습니다. 운동 중에 필요한 포도당은 간과 근육에서 나옵니다. 간과 근육에 있는 글리코겐이 포도당으로 분해됩니다. 근육 내의 포도당은 혈중으로 나올 수 없기 때문에, 운동 중에 측정한 혈당은 대부분 간에서 나온 포도당입니다. 단순화하면 이렇게 됩니다.

> 운동 중 혈당 = (간에서 생산한 포도당 - 근육에서 쓰는 포도당)

운동하는 동안 교감신경계가 활성화되므로 췌장의 인슐린 분비는 억제됩니다. 인슐린이 분비되지 않으면 간에서 포도당을 방출합니다. 운동이 끝나야 췌장에서 인슐린이 나옵니다. 이 인슐린은 간에서 포도당 생산을 억제합니다. 그 결과 혈당이 정상으로 돌아갑니다. 인슐린이 늦게 나올수록 혈당은 높게 유지됩니다. 한편 운동하는 동안 근육은 맹렬하게 혈당을 흡수합니다. 운동이 끝난 후에는 혈당 흡수가 급격히 떨어집니다. 운동이 끝나면 이미 근육은 혈당을 적게 흡수하기 시작하지만 인슐린이 간의 포도당 생성을 억제하는 데는 약간의 시간이 걸립니다. 시간차가 생기는 겁니다. 특히 인슐린 저항성이 있으면 지연 시간이 더 길어집니다. 따라서 운동 후에는 일시적으로 혈당이 올라갈 수 있습니다. 그러나 순기능이 훨씬 크기 때문에 운동 후 혈당 상승을 염려해서 운동을 피할 필요는 없습니다.

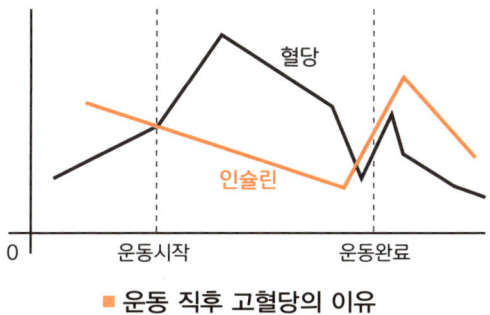
■ 운동 직후 고혈당의 이유

> ▶ 유튜브 닥터 조홍근의 알기 쉬운 당뇨, 심장병 이야기 28번 동영상
> '운동후 혈당 상승'

5) 운동한 다음날에 오는 고혈당

가끔 운동을 격하게 한 다음날 아침 혈당이 생각과는 반대로 많이 올라갈 수 있습니다. 하루 종일 등산을 해서 운동 잘 했다고 기분 좋게 잤는데 다음날 공복혈당이 150 mg/dL 정도 나왔다며 놀라곤 합니다. 자기 전에 측정한 혈당이 140 mg/dL 였으니 오히려 밤 사이에 올라간 것입니다. 그 이유는 **자는 동안 간에서 포도당을 평소보다 많이 만들었기 때문입니다.** 운동을 하면 근육과 적혈구와 신장에서 젖산과 알라닌 등이 많이 나오는데 이 대사산물은 간에서 포도당을 만드는 데 쓰는 원료입니다. 원료가 많이 공급되니 포도당 생산도 많아집니다. 운

동을 길게 오래하면 지방세포의 지방도 많이 분해되는데, 이때 많은 지방산과 글리세롤이 간으로 흡수되어 역시 포도당을 만드는 연료와 원료를 제공합니다. 따라서 운동을 길고 격하게 한 다음날 오히려 공복혈당이 높게 나올 수도 있습니다. 그렇다고 놀라서 운동을 하지 않을 필요는 없습니다.

6 ◆ 잠을 잘 자야 혈당이 조절된다.

수면시간이 부족하거나, 너무 늦게 자거나, 잠자는 시간이 불규칙하면 혈당이 올라갑니다. 교대 근무자와 불면증이 있는 사람은 당뇨병 위험이 아주 높습니다. 이른 밤에 자서 새벽에 일어나 활동하는 사람을 종달새형이라고 합니다. 이른 새벽까지 깨서 일하고 늦은 아침에 일어나는 사람을 올빼미형이라고 합니다. 인류학적 연구에 의하면 사람은 무서운 야행성 포식자를 피하기 위해 종달새형이 다수가 되도록 진화했다고 합니다. 아직 확실하게 공인된 것은 아니지만, 늦게 자는 사람이 빨리 자는 사람에 비해 당뇨병과 심장병 위험이 높다고 보고됩니다. 적어도 밤 11시 이전에는 잠을 자는 것이 좋습니다.

교대 근무는 관제탑이나 응급실처럼 24시간 운영되는 곳에서 불가피합니다. 보통 3교대로 돌아가므로 때로는 밤에 일해야 합니다. 교대 근무를 하면 낮에 움직이고 밤에 자는 행동 사이클에 교란이 옵니다. 인슐린 분비가 부족해지고, 식욕을 올리는 그렐린 호르몬이 많이 나오며, 인슐린 감수성도 떨어집니다. 영국 정부 통계에 따르면 교대 근무자는 정규 근무자에 비해 흡연률이 높고 비만도 더 많습니다. 당뇨병이나 기타 만성질환 유병률도 더 높습니다. 선진국에서는 교대 근무를 위험한 직업환경으로 규정하고 여러 가지 보완책을 내놓고 있습니다. 수면과 당뇨병에 관한 역학 연구에 따르면 7시간의 수면 시간을 기준으로 5시간 이하로 잘 때 당뇨병 위험이 높아집니다. 좋은 수면은 당뇨병뿐 아니라 여러 가지 질병을 예방하고 건강을 유지하는 데 중요합니다.

> **포인트**
>
> **√ 좋은 수면의 정의**
> - 수면의 양은 6~7시간이 되도록 한다. 너무 적게 자도, 너무 많이 자도 (9시간 이상) 건강에 좋지 않다.
> - 밤 11시 이전에 잠자리에 드는 것이 좋다. 불가능하다면 최소 12시 전에는 잠자리에 드는 것이 좋다.
> - 자기 전에 음식을 먹지 않는다. 자는 동안 위장이 비어 있지 않으면 몹시 피곤한 잠이 된다.
> - 걱정거리를 끌어안고 자지 않는다.
> - 자기 전에 TV나 스마트폰을 보지 않는다.

7 ◆ 스트레스는 만병의 근원

과도한 스트레스는 아드레날린과 코티솔 등 스트레스 호르몬의 분비를 촉진합니다. 스트레스 호르몬은 단기적으로 몸을 보호하지만 만성적으로 분비되면 악영향을 미칩니다.

화를 내거나, 불안하거나, 업무가 과중하면 혈압과 혈당이 올라 당뇨병이 심해집니다. 많은 사람이 스트레스를 조절하기 위해 여러 가지 시도를 합니다. 취미 활동, 명상이나 요가, 심지어 격렬한 운동을 하기도 합니다. 개인에게 맞으면 어느 정도 스트레스 완화에 도움을 주지만 근본적으로 문제를 해결하기에는 부족합니다. 개인이 받는 스트레스는 크게 경제, 사회, 문화적인 요소가 있지만 근본적으로는 인간 본연의 불안에서 기인합니다. 돈으로 사람과 인생의 가치를 평가하는 시스템에서 다양한 가치를 인정하는 다원화 사회로 향해야 하고, 경제적으로 힘들 때 기본적인 삶을 영위할 수 있는 안전장치를 마련해야 합니다.

존재적 불안은 세속적인 노력으로 채워지지 않는 더 깊은 공허함인데 이는 종교적으로만 해결에 이를 수 있다고 생각합니다.

9장
당뇨병의 치료(4) 약물치료

과거에는 쓸 수 있는 약이 적고 부작용도 많았습니다. 약물의 역할도 단지 혈당을 낮추는 데 그치는 경우가 많았습니다. 하지만 최근 약물은 눈부시게 발달했습니다. 장기적 부작용도 적고 심장병이나 신부전을 예방하는 약도 출시되어 활발히 사용되고 있습니다. 우리 나라에서 많이 쓰는 약물들을 간단히 소개했습니다. 약에 대한 논의는 전문적이지만 효과와 부작용에 대해서는 어느 정도 알아 두는 것이 자가 관리에 도움이 됩니다.

1 ◆ 당뇨병 예방에 효과가 좋은 약물 메트포르민

메트포르민metformin은 세계적으로 가장 많이 처방되는 약물입니다. 50여년 전에 개발된 제1세대 약물로 간 부작용과 산증 때문에 사용이 뜸해진 적도 있었지만, 두 가지 부작용이 거의 없는 제형이 개발되면서 이제 당뇨병에 우선적으로 사용합니다. 초기 당뇨병이나 심하지 않은 당뇨병에 광범위하게 처방되며, 혈당이 효과적으로 조절되지 않을 때도 이 약을 유지하면서 다른 약을 추가하는 것이 보통입니다.

가장 오래된 약임에도 아직 자세한 작용 기전은 밝혀지지 않았습니다. 그러나 간에서 인슐린 저항성을 감소시켜 공복혈당을 낮추고, 위장관에서 소화불량이나 식욕감소를 유발하여 덜 먹게 함으로써 체중감량을 유도한다고 알려져 있습니다. 즉, **공복혈당 감소와 체중감량**이 공식적인 효과입니다. 최근 **암세포 억제**에 효과가 있는 것으로 밝혀져 유방암 치료제로도 연구되고 있습니다. 또한 메트포르민 투여 시 좌심실 비대가 정상으로 돌아온 사례도 보고되어 심부전증 예방 효과도 기대됩니다.

보통 하루 500 mg으로 시작해서 2500 mg까지 증량할 수 있으나 소화불량, 구역질, 설사나 변비 등의 부작용 때문에 보통 1500 mg까지 처방합니다. 약을 잘 견디거나 효과가 좋으면 아주 가끔 2500 mg 가까이 증량하기도 합니다. 치명적이고 비가역적인 부작용이 거의 없어 앞으로도 당분간 당뇨병 치료의 제1선 약제로 쓰이리라 생각됩니다. 메트포르민, 글루코파지,

다이아벡스 등의 제품명으로 판매되고 있습니다.

메트포르민은 당뇨병 치료뿐 아니라 **예방에도 유용한** 약제로 떠오르고 있습니다. 철저한 식생활관리와 운동으로 당뇨병을 예방할 수 있지만, 결코 쉽지는 않죠. 회식도 피해야 하고 술도 덜 마셔야 하니 사회생활이 어렵고, 늘 음식과 운동에 신경 쓰느라 삶의 질도 떨어질 수 있습니다. 혼자서 그런 생활습관을 유지하려면 느슨해질 수도 있습니다. 좋은 음식을 골라 먹고 운동도 하려면 의외로 비용이 들 수도 있습니다.

따라서 과학자들은 식생활요법을 보조하는 약물을 탐색해 왔습니다. 메트포르민은 가장 성적이 좋은 약물입니다. 2019년 4월에 Diabetes Care에 발표된 연구는 이런 희망에 한층 더 믿음을 줍니다.* 당뇨병 전단계인 3,000명의 피험자에게 15년간 메트포르민과 위약을 투여했습니다. 메트포르민군은 위약군에 비해 당뇨병 발생이 공복혈당 기준 17%, 당화혈색소 기준으로 36%나 감소했습니다. 특히 임신성 당뇨병을 앓은 사람

---

* Diabetes prevention research group. Long-term effects of metformin on diabetes prevention: Identification of subgroups that benefited most in Diabetes Prevention Program and Diabetes Prevention Program Outcomes Study.

과 당화혈색소가 6% 이상이었던 사람에게 예방 효과가 컸습니다. 이 연구 결과를 바탕으로 미국에서는 당뇨병을 예방하기 위해 당뇨병 전단계부터 메트포르민을 쓸 수 있도록 법령을 바꾸어 달라는 시민 청원이 식품의약국에 접수된 상태입니다.

2 ◆ 췌장을 자극해서 인슐린을 나오게 하는 설포닐우레아

설포닐우레아sulfonylurea는 췌장을 직접 자극해서 인슐린을 나오게 하는 약입니다. 혈당 강하 효과가 빠르고 메트포르민보다 2~4배 커서 현재도 애용됩니다. 복용한 지 2~3일이면 눈에 띄게 혈당이 떨어져 환자와 의사 모두에게 환영을 받던 약입니다.

그런데 이 약은 음식을 먹든 안 먹든 하루 종일 인슐린 분비를 자극하기 때문에 **저혈당**이 많이 생깁니다. 음식을 먹지 않아도 음식을 먹었을 때처럼 인슐린이 분비되기 때문입니다. 저혈당은 고혈당만큼 무섭습니다. 저혈당이 자주 생길수록 인지장애, 치매, 심장병 등이 잘 생깁니다.

또 다른 단점은 **췌장 기능 약화**입니다. 계속 쥐어 짜니까 나중에는 인슐린을 더 이상 분비할 수 없게 됩니다. 약물 치료가 효과를 거둘 수 없게 되어 인슐린 주사로 넘어가는 것을 '치료 실패'라고 하는데 설포닐우레아가 대표적인 이유입니다.

체중 증가도 문제입니다. 인슐린은 자연적으로 체중을 증가시키는데, 이 약은 하루 종일 인슐린을 나오게 하므로 체중이 증가합니다. 이 약으로 혈당조절을 하다 보면 평균 1~2 kg 정도 체중이 불어 체중관리에 실패하는 일이 많습니다.

설포닐우레아는 싸고 혈당조절 속도와 폭이 탁월하지만, 잦은 저혈당, 췌장 기능 약화, 체중 증가 등 부작용 때문에 빠르게 처방이 줄고 있습니다. 당뇨병 치료의 목표는 단순히 혈당을 조절하는 것이 아니라 합병증을 예방하고 췌장 기능을 보전하는 것입니다. 이런 면에서 매력적인 약은 아니라 여러 나라의 당뇨병 치료 지침에서 우선 순위가 가장 뒤로 밀리고 있습니다. 더욱이 혈당조절은 물론 심혈관 질환 예방 효과도 훌륭한 신약들이 나오면서 점점 입지가 약해지고 있습니다.

아마릴, 아로밀, 글리메, 디아마이크론 등의 이름으로 시판됩니다. 이제는 이 약 저 약 다 써봐도 혈당조절이 불량할 때 단기간 충격요법으로 쓰거나, 인슐린 주사 요법으로 넘어가기 전에 마지막으로 쓰는 약으로 지위가 하락하고 있습니다.

3 ◆ 저혈당 없이 식후혈당을 조절하는 DPP-4 억제제

당뇨약이 인슐린과 메트포르민과 설포닐우레아 밖에 없었을 때 혜성처럼 등장한 약이 DPP-4 억제제입니다. 이 약이 나오기 전에는 식후혈당만 낮추는 약이 없었습니다. 효과가 미흡하거나, 효과는 좋은데 반대급부로 저혈당이 오는 약만 있었습니다. 이 약물이 나온 뒤로 저혈당의 위험이 획기적으로 감소했고, **식후혈당만 낮추는** 치료를 할 수 있게 되었습니다.

밥을 먹으면 혈당이 올라가 인슐린이 분비됩니다. 이때 인슐린이 잘 나오게 하는 GLP-1이란 물질이 있습니다. GLP-1은 평소에는 거의 없다가 탄수화물이 들어오면 장에서 분비됩니다. 이 물질의 농도가 높을수록 인슐린이 잘 나와 식후혈당이 잘 떨어집니다. 자연적인 상태에서 GLP-1은 혈중에서 오래 가지 못합니다. DPP-4라는 효소가 GLP-1을 분해하여 무력화하기 때문입니다.

식후혈당을 낮추려면 1) 외부에서 GLP-1을 더 투여하거나, 2) DPP-4 효소의 작용을 억제하여 GLP-1의 분해를 막으면 됩니다. 2)번 방법이 바로 DPP-4 억제제입니다. 먹는 약으로 개발되었으며 현재 우리나라에서 가장 많이 처방되는 당뇨약입니다. 최근 1)번 방법도 성공을 거두어 주사제로 나오고 있습니다.

DPP-4 억제제는 공복에 작용하지 않고 탄수화물이 몸에 들어올 때만 작용하기 때문에 이론적으로 저혈당이 없습니다. 또한 공복혈당 강하에는 별로 효과가 없으며 식후혈당만 선택적으로 떨어뜨립니다. 효과가 좋으면서도 저혈당의 위험이 없는 이상적인 약제입니다. 식사 때만 췌장을 자극해 인슐린을 분비시키므로 설포닐우레아처럼 **췌장 세포 기능을 약화시키지 않아 장기 복용해도 안전합니다.**

GLP-1은 췌장뿐 아니라 뇌에도 작용하여 약간의 **복부 팽만감과 두통**을 유발하는 부작용이 있습니다. 최근에는 아주 드물게 천포창 등의 피부질환이나 가려움증 등의 비특이적 피부 증상과 관련이 있다는 보고도 있습니다. 발매 당시 췌장암이나 췌장염을 일으킬지 모른다는 우려가 있었으나 관련이 없는 것으로 밝혀졌습니다.

저혈당 위험이 없고, 식후혈당을 잘 조절하고, 덤으로 약간의 체중 감량 효과도 있어 세계적으로 많이 처방되지만 최근 심장병 예방에도 좋은 효과를 보이는 새로운 약물이 나와 외국에서는 상대적으로 덜 쓰이기 시작했습니다. 자누비아, 제미글로, 가부스, 온글라이자, 테넬리아 등의 이름으로 시판되고 있습니다.

4 ◆ 지방세포의 인슐린 저항성을 감소시키는 글리타존

글리타존 계열의 약물은 다른 당뇨약과 작용기전이 아주 다릅니다. 당뇨병은 인슐린 분비의 감소와 인슐린 저항성 악화라는 두 가지 축에 의해 발생합니다. 글리타존은 췌장의 인슐린 분비를 직접 촉진하지 않고 **지방세포에 작용**하여 **인슐린 저항성을 감소시킵니다**. 말하자면 인슐린의 연비를 높이는 약입니다. 인슐린의 연비가 1이라고 할 때, 메트포르민이 2 정도로 높인다면, 글리타존은 4 정도로 증가시킵니다. 이런 약을 인슐린 센서타이저sensitizer라고 합니다.

인슐린 분비는 비교적 좋지만 인슐린 저항성이 심해 혈당이 조절되지 않는 사람 중 **허벅지가 가늘거나 뱃살이 없는 '마른 당뇨병'**에 주로 처방합니다. 체중을 많이 늘리는 부작용이 있어 인슐린 저항성이 우세한 뱃살이 많고 비만한 사람에게는 아쉽게도 잘 쓰지 못합니다. 효과가 즉각적이지는 않지만 인슐린 저항성이 우세한 당뇨병 환자에게 탁월한 효과를 보입니다. 현실적으로 인슐린 저항성이 우세한 환자를 감별하기는 조금 힘들지만 제대로 매치되면 효과가 탁월합니다.

인슐린의 순기능을 강화하므로 혈압도 약간 떨어지지만, 대부분의 환자가 살이 찝니다. 혈당이 좋아져도 **체중 증량** 때문에 중단하는 경우가 있습니다. **부종**도 불편한 부작용입니다. 글리타존이 꼭 필요한데 부종이 생기면 이뇨제를 같이 쓰기도 합니다. 비알콜성 지방간의 치료에도 효과가 있다는 보고가 있어 임상시험이 진행 중입니다.

5 ◆ 혈당강하, 체중감소, 심혈관질환 예방에 탁월한 SGLT2 억제제

가장 최근에 출시된 혈당 강하제입니다. 신장은 소변으로 나가는 포도당을 혈액으로 재흡수합니다. 신장의 세뇨관에서 포도당을 재흡수하는 단백질이 SGLT sodium glucose transporter(나트륨-포도당 수송체)입니다. SGLT는 1형과 2형이 있는데 1형은 기본적인 포도당 흡수를 담당하고, 2형은 혈당이 높을 때 여분의 포도당 흡수를 담당합니다. 1형과 2형을 모두 억제하면 저혈당이 올 수 있지만, 혈당이 높을 때 작동하는 SGLT2만 억제하면 혈당조절에 도움이 됩니다.

이 약물은 정상 이상의 혈당은 모두 소변으로 배출하기 때문에 거의 모든 제2형 당뇨병에 효과를 발휘합니다. 신장에서 **포도당 흡수를 방해**하므로 포도당과 함께 많은 양의 수분이 소변으로 배출됩니다. 결국 이뇨제 역할을 해 혈압도 떨어지므로 **고혈압이 동반된 환자에게 적절합니다**. 또한 포도당이 소변으로 배출되어 에너지로 사용할 포도당이 적어지므로 뱃살의 지방을 에너지로 쓰게 됩니다. 하루 최대 800칼로리의 다이어트 효과가 있어 체중이 많이 빠집니다. 콩팥의 부담을 덜어주므로 신기능 악화를 방지하는 작용도 있습니다. 최근 대규모 임상시험 결과, 심장병 재발과 예방에도 심장약만큼 효과가 있는 것으로 밝혀졌습니다. 결국 혈당만 조절하는 것이 아니라 당뇨병의 합병증인 **심장병과 신부전을 예방하고 치료**하는 효과까지 있어 당뇨 치료제의 판도를 바꾸고 있습니다. 당뇨약으로 개발되었으나 오히려 심부전 치료 효과에 대한 관심이 뜨거울 정도입니다.

부작용으로 탈수에 의한 허탈, 변비 등이 있으며 여성에서는 생식기나 요로 감염의 위험이 있으나 조기 발견 후 통상적인 치료를 하면 큰 문제는 없습니다. 출시된 지 얼마 안 되었으나 탁월한 혈당강하, 체중감소 효과에 더해 심혈관질환 재발 방지 효과가 뛰어나 당뇨병 치료 지침을 바꿀 정도입니다. 미국과 유럽에서는 심혈관질환 위험이 높거나 기왕의 심혈관질환 병력이 있다면 제일 먼저 처방을 권하고 있습니다.

6 ◆ GLP-1 유사체

SGLT2 억제제와 더불어 당뇨병 치료의 판도를 바꾼 약제입니다. 앞서 언급한 DPP-4 억제제가 GLP-1의 분해를 억제하여 식후혈당을 낮춘다면, GLP-1 유사체는 직접 GLP-1의 작용을 하는 약물을 공급하여 식후혈당을 낮춥니다. 아직까지 주사제만 가능하지만 조만간 먹는 약이 출시된다고 합니다.

이 약물은 혈중 GLP-1 농도를 높여 **식후 췌장의 인슐린 분**

비를 자극함으로써 식후혈당을 낮춥니다. GLP-1은 췌장뿐 아니라 뇌와 위장에도 작용하여 식욕을 떨어뜨리고, 위장의 운동을 느리게 하여 식후혈당을 낮추기도 합니다. 사람에 따라 다르지만 **식욕을 감소시켜 체중을 조절하는 데 도움이 되기도 합니다**. 살 빠지는 주사라고 장안에 화제가 무성했던 삭센다도 같은 계열의 약물이지만 당뇨보다 체중 감소 쪽으로 허가를 받아 비만치료제로 출시되었습니다.

이 약을 쓰면 식후혈당이 조절되고 식욕이 감소하므로 체중 감소 효과도 있습니다. 최근 임상시험 결과 심장질환, 특히 동맥경화증에 의한 심장질환을 예방하고 재발을 방지하는 효과가 입증되었습니다. 외국에서는 심장병 위험이 높거나 과거력이 있는 사람에게 이 계열의 약물을 가장 먼저 투여하라는 지침이 많이 나오고 있습니다.

GLP-1 유사체는 심장병 예방과 체중 감소 면에서 SGLT2 억제제와 비슷하지만 다른 면도 있습니다. SGLT2 억제제는 혈당이 높을수록 많은 양의 포도당과 소변이 배출되어 체중이 감소합니다. 식욕은 오히려 증가하는 경우가 종종 있습니다. 혈당은 조절되는데 식탐이 생기거나 계속 단것을 먹게 되어 체중이 증가하기도 합니다. 반면 GLP-1 유사체는 소변을 많이 보는 것이 아니라 식욕을 억제해서 체중을 감소시킵니다. SGLT2

억제제는 이뇨 작용과 가벼운 케톤산증을 유발하여 심장을 보호한다고 추정됩니다. 같은 심장병이라도 협심증이나 심근경색증보다는 심부전의 예방에 큰 효과가 있습니다. 반면 GLP-1 유사체는 동맥이 좁아져 발생하는 **협심증**이나 **심근경색증의 예방과 재발 방지**에 더 효과가 있다고 합니다. GLP-1 유사체와 SGLT2 억제제는 머지않아 제2형 당뇨병 환자에게 우선적으로 권장될 가능성이 큽니다.

7 ◆ 당뇨병을 관리 가능한 병으로 바꾼 생명의 약 인슐린

췌장에서 아예 인슐린이 안 나오는 제1형 당뇨병이나, 당뇨병을 앓은 지 오래되어 췌장에서 인슐린이 거의 나오지 않는 제2형 당뇨병에는 인슐린 주사를 써야 합니다. 인슐린이 없으면 탄수화물을 에너지원으로 이용할 수 없어 지방산이 과도하게 대사됩니다. 그 결과 케톤이 혈중에 많아지면 당뇨병성 케톤산증이 되어 생명을 위협할 수 있습니다.

인슐린을 추출하여 약으로 쓸 수 있게 된 지는 약 100년밖에 안 됩니다. 그전에 당뇨병은 배고파서 말라 죽는 병이었습니다. 인슐린은 죽음의 병인 당뇨병을 관리 가능한 병으로 바꾼 생명의 약이었습니다. 과거에 인슐린을 쓰면 암이나 치매에 걸린다는 소문도 있었지만 연구 결과 근거가 없는 것으로 판명

되었습니다. 인슐린을 많이 쓰면 심장병의 위험이 높아진다는 연구결과도 있습니다. 하지만 인슐린 때문이라기보다 인슐린을 많이 투여할 수밖에 없는 조절되지 않는 당뇨병 때문에 생긴 혈관 합병증이라는 해석이 더 타당합니다.

인슐린은 계속 진화하고 있습니다. 현재 지속형 인슐린, 중간 시간 동안 작용하는 인슐린, 짧은 시간에 작용하는 인슐린, 아주 짧은 시간 내에(3분) 작용하는 인슐린이 개발되어 쓰이고 있습니다. 혈당 강하효과는 탁월합니다. 인슐린을 써서 떨어지지 않는 혈당은 없다고 할 정도입니다. 부작용으로 **체중 증가**와 **부종**이 흔하며, 가끔 주사 맞은 부위에 지방이 없어지거나 두드러기가 생기기도 합니다. 가장 위험한 부작용은 **저혈당**인데 환자 교육과 자기 관리가 중요합니다.

그 외에도 인슐린은 제2형 당뇨병에서 사고나 수술 등으로 스트레스가 심한 경우, 임신한 경우, 그리고 감염이 심한 경우에 한시적으로 쓸 수 있는 유일한 약물입니다.

1) 인슐린 괴담 - 인슐린을 쓰면 췌장이 망가지나요?

많이 쓰는 약에는 그만큼 많은 공포와 괴담이 따라다닙니다. 단일 계열 약물로 세계에서 가장 많이 처방되는 고지혈증 치료제 '스타틴'에 대한 괴담과 공포가 대표적인 예입니다. 당뇨병은 워낙 많은 사람들이 겪는 병이고, 인슐린 또한 대표적인 치료법 중 하나라 괴담이 많습니다. 그중 하나가 인슐린을 쓰면 안 그래도 좋지 않은 췌장이 망가진다는 주장입니다. 이런 공포는 합리적인 설명보다 더 화끈하고 믿기 쉽고 파급력이 강합니다. 전문가가 아닌 일반인의 입을 타고 광범위하게 전파되어 정작 인슐린이 필요한 당뇨인의 건강에 해를 줍니다.

당뇨병은 원래 췌장의 인슐린 분비능이 떨어져서 생기는 병입니다. 발병 당시부터 췌장의 기능이 50% 정도 떨어진 상태입니다. 췌장은 두 가지 경로로 망가집니다. 첫째는 **지방독 lipotoxicity**입니다. 췌장이 오랫동안 고농도 지방, 특히 포화지방산에 노출되면 인슐린 분비 세포인 베타세포가 기능을 잃고 결국 사멸합니다. 당뇨병과 고지혈증 전문가들이 한사코 저탄고지 식단을 말리는 이유는 탄수화물을 적게 먹어서가 아니라 지방질을 많이 먹는 식습관 때문입니다. 실험 동물의 췌장을 빨리 망가뜨리고 싶을 때 쓰는 방법 중 하나가 고농도 지방식을 주는 것입니다. 비만인 사람이 당뇨병이 되는 가장 중요한 이유도 췌장이 지방세포에서 나오는 고농도의 지방산에 노출되기 때문입니다. 췌장 세포를 보호하려면 지방을 많이 섭취하면 안 되며, 몸 안에서 나오는 지방의 원천인 뱃살을 줄여야 합니다.

췌장을 망치는 또 하나의 원인은 **혈당독**gluocotoxicity입니다. 포도당이 많을수록 췌장이 쉽게 망가집니다. 당뇨인은 대부분 진단 당시 췌장 기능이 이미 떨어져 있습니다. 췌장을 자극하는 약을 써봤자 건강하지 않은 췌장에서 인슐린이 제대로 분비되지 않는 경우가 많습니다. 혈당이 높을 때는 인슐린을 써서 혈당을 낮춰줘야 췌장이 쉬고 나중에 회복될 수 있습니다. 예를 들어 당화혈색소가 13%를 넘는 초기 당뇨병 환자는 빨리 인슐린을 써야 혈당도 떨어지고 지방산도 떨어져 췌장이 쉴 수 있습니다. 초기라도 너무 혈당이 높으면 췌장 기능을 보전하기 위해 임시로 인슐린을 쓸 수 있습니다. 그래야 혈당도 신속하게 떨어지고, 인슐린도 끊고, 먹는 약을 적게 쓰면서 당뇨병을 성공적으로 관리할 수 있습니다. 당뇨병이 2~30년 되었고 어떤 이유로든 혈당조절이 잘 안되어 췌장 기능이 아예 회복 불가능한 경우에도 인슐린을 빨리 쓰는 것이 좋습니다. 혈당이 높으면 신부전, 심부전, 암 등이 발생해서 고생할 가능성이 무척 높기 때문에 인슐린을 쓰는 데 주저하지 말아야 합니다. 근거 없는 괴담에 속아 합병증 예방과 올바른 치료의 기회를 놓치지 않기를 바랍니다.

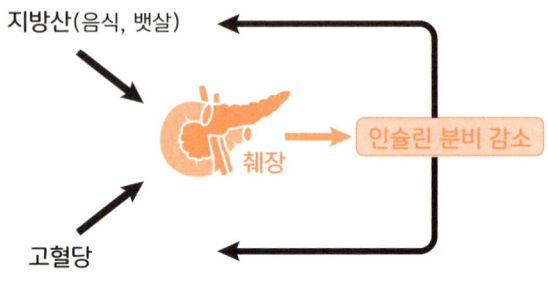

■ 췌장은 어떻게 망가지는가?

2) 인슐린을 알약으로 먹을 수 있다면

췌장의 기능이 다해서 인슐린을 써야 한다고 하면 처음부터 흔쾌히 받아들이는 사람은 별로 없습니다. 우리나라는 특히 인슐린에 대해 대단히 부정적이어서 인슐린 주사 처방률이 다른 나라의 1/4도 안 됩니다. 인슐린을 거부하는 이유는 주사 맞는 것이 끔찍하고 귀찮아서일 수도 있고, 인슐린 요법을 당뇨병 치료의 막다른 골목이라고 생각하여 회피하고 싶어서일 수도 있습니다. 약리 기전상 바람직하지 않다고 거절하는 사람은 별로 없습니다.

인슐린이 주사가 아니라 알약으로 나온다면 어떨까요? 세계적으로 당뇨병이 늘면서 인슐린 주사를 맞는 사람도 늘고 있어 먹는 인슐린 알약의 개발은 제약회사의 성배와 같습니다.

많은 회사가 개발에 달려들지만 아직은 인슐린 알약을 상품화하지 못했습니다. 단백질인 인슐린은 위산에 의해 쉽게 파괴됩니다. 위장을 통과하려면 목표로 한 인슐린보다 훨씬 많은 양이 필요합니다. 위장을 용케 통과해도 소장에서 정확한 양이, 정확하게 원하는 시간 동안 흡수되어야 하는데 굉장히 어려운 문제입니다. 예를 들어, 위장을 무사 통과한 인슐린이 불과 몇 분 만에 모두 흡수된다면 저혈당이 올 수 있습니다.

인슐린 전문 생산 업체인 NOVO NORDISK는 실험적인 인슐린 알약 개발에 성공했습니다. 실험약물명 I338은 인슐린 유사체로 하루에 한 번 공복에 먹는 알약입니다. 인체 실험 결과 약효와 안전성은 입증되었습니다.[*] 제2형 당뇨인에서 I388은 기저 인슐린 주사인 란투스 주사와 비슷한 정도의 혈당조절 효과를 나타냈습니다. 그러나 여러 가지 단점이 있습니다. 사람에 따라 혈당 변동폭이 너무 컸고, 혈중에 제대로 도달한 인슐린이 인슐린 주사의 2%에 불과했습니다. 단순하게 말하면 100유닛의 인슐린을 먹어도 그중 단지 2유닛만 혈액에 도달하므

---

[*] IB Halberg et al. Efficacy And Safety of Oral Basal Insulin Versus Subcutaneous Insulis Glargine in Type 2 Diabetes: A Randomized, Double-Blind, Phase 2 Trial. Lancet Diabetes & Endocrinology. 2019. Mar. 7(3):179.

로 대단히 비효율적이며 비싸다는 뜻입니다. 흡수되지 않은 나머지 98%의 인슐린이 장에 잔류해서 장점막의 성장을 촉진한다면 소화기에 대한 장기적 부작용이 염려되기도 합니다. 이런 이유로 I388은 상품화에 실패했습니다. 그러나 한번 물꼬가 트이면 제2, 제3의 시도가 반복되고 마침내 성공하게 되는 것이 세상일입니다. 개인적인 견해지만 향후 10년 안에 효과적이고 아주 비싸지 않은 먹는 인슐린이 개발되지 않을까 기대합니다.

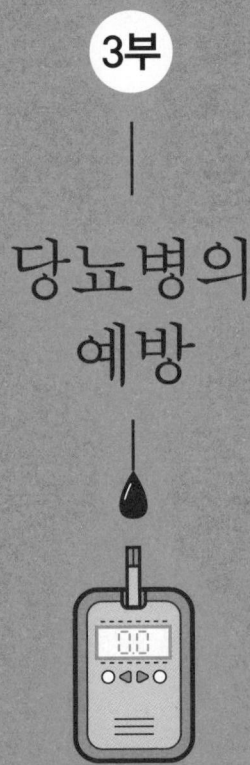

3부

당뇨병의 예방

10장
당뇨병을 물리치는 생활수칙 10계명

　세상을 살면서 챙겨야 할 것도 많고 외울 것도 많은데, 막상 당뇨병 환자가 되면 새로 듣는 것도 많고 지켜야할 것도 더욱 많아집니다. 안 그래도 짧은 의사와의 면담 중에 들었던 것조차 문을 나서면 잊어버리기 일쑤인데, 방송과 신문에서는 당뇨병엔 뭐가 좋다, 뭐를 하면 안된다는 프로그램과 기사가 쏟아집니다. 인터넷이 발달한 우리나라에서는 모두가 전문가 행세를 하는데 의학 지식은 함부로 유포해도 특별히 책임질 일이 없어서인지 사실 확인이 안되었거나 과학적 근거가 없는 주장이 마치 사실처럼 퍼집니다. 환자 입장에서는 정말로 혼란스럽고 옥석을 가리기 힘들뿐더러, 너무 지킬 것이 많아 생활 속에서 실천하기 힘듭니다. 그래서 간단하게 당뇨인이 생활 속에서 지키면 좋을 내용을 정리해보았습니다.

> ▶ 유튜브 닥터 조홍근의 알기 쉬운 당뇨, 심장병 이야기 70,71,73번 동영상 '당뇨병 관리와 예방을 위한 10대 원칙'

1 ◆ 빨리 흡수되는 탄수화물을 줄인다
– 떡, 빵, 국수, 고구마, 옥수수

당뇨인의 대부분은 당뇨병 식사를 다이어트 식사와 동일하게 생각합니다. 그래서 자꾸 식사량을 줄이려고 합니다. 물론 너무 많이 먹는다면 식사량을 줄여야 하지만 그렇지 않은 사람도 필요 없는 노력을 합니다. 그러면 식사요법이 고통스러워집니다. 칼로리보다는 식사의 종류가 문제입니다. 영양소는 탄수화물, 지방, 단백질 그리고 섬유소로 분류됩니다. 탄수화물 중에는 단순 당류가 있습니다. 우선 설탕과 설탕을 첨가해 만든 음식입니다. 주로 디저트인데 파이, 쿠키, 말랑한 빵, 설탕, 꿀, 시럽, 청량음료, 과일주스 등입니다. 단순 당류는 양에 비해 칼로리가 높고 많은 양을 부담없이 먹을 수 있어 혈당도 많이 올라가고 살도 쉽게 찝니다. 떡이나 국수도 혈당을 쉽게 올리고 칼로리도 높기 때문에 제한해야 합니다. 종류에 따라 다르지만 시리얼도 단순 당류가 많은 것이 있으므로 유의해야 합니다. 흰쌀도 혈당을 많이 올리므로 현미나 잡곡을 상황에 맞게 섞는 것이 좋습니다. 단순 탄수화물은 아니지만 고구마, 옥수수, 찹쌀, 찰보리 등 쉽게 흡수되는 탄수화물이 많은 음식은 혈당을 아주 많이 올리니 피해야 합니다.

2 ◆ 과일은 보약이 아니다. 하루 1개만 먹자

'몸에 좋은 야채와 과일'이라는 문구를 많이 접할 수 있습니다. 그래서 과일을 많이 먹는 것은 아주 건강에 좋은 일이라고 착각하는 사람이 많습니다. 과일에는 과당, 포도당, 그리고 설탕(과당+포도당)이 많이 들어있습니다. 인슐린이 잘 나오는 비당뇨인에게는 아무 문제가 없는 과일도 당뇨인이 먹었을 때는 혈당을 많이 높입니다. 당뇨인에게는 과일은 보약이 아니라 아슬아슬한 복어알이라고 생각하시면 됩니다. 조금 먹으면 문제가 없지만 정도가 지나치면 혈당이 고공행진을 합니다. 혈당 조절이 안 될 때는 일단 과일부터 제한하면 대부분 혈당이 좋아질 정도로 혈당에 막대한 영향을 줍니다. 적당히 먹어도 워낙 포도당이 많아 혈당이 크게 올라가는 경우가 있고, 그 자체는 혈당이 별로 올라가지 않는 과일이지만 양껏 먹어 혈당이 많이 올라가는 경우도 있습니다.

과일의 혈당 상승에는 세 가지 인자가 관여합니다. 첫째, 과일의 당류 비율입니다. 앞서 언급한 대로 과일에는 포도당과 과당이라는 단당류, 그리고 포도당과 과당이 합쳐진 설탕이 들어 있습니다. 혈당이란 포도당을 의미합니다. 따라서 포도당 함량이 높은 과일이 혈당을 많이 올립니다. 당도는 포도당보다 과당에 의해 결정되므로 달다고 해서 꼭 혈중 포도당(혈당)을 높이지 않습니다. 단 과일보다 덜 달아도 포도당이 많이 함유된 과일이 혈당을 높입니다. 둘째, 과일의 산성도입니다. 쉽게 말해서 신 정도입니다. 음식의 산도가 높을수록 위장에서 소장으로 천천히 넘어가기 때문에 혈당도 천천히, 낮게 오릅니다. 포도는 당류와 포도당이 많지만 산도가 높아 생각보다 혈당이 천천히 오릅니다. 셋째, 과일에 함유된 단백질, 지방질, 섬유질의 양입니다. 과육이 단단할수록 섬유질이 많은데, 특히 사과는 혈당과 고지혈증 조절에 좋은 펙틴이라는 섬유질이 많아 혈당조절에 유리합니다.

과일로 끼니를 대신하는 분들이 있는데 당뇨인은 절대 그러면 안 됩니다. 혈당조절이 잘 되는 **당뇨인은 보통 하루에 사과 1개 정도가 좋습니다.** 사과가 싫으면 대충 다른 과일 1개로 바꿀 수 있습니다. 오늘은 사과 1개, 내일은 귤 1개, 모레는 배 1개 등으로 바꾸어 먹을 수 있습니다. 포도(많이 먹는다면), 복숭아, 감, 바나나, 파인애플, 망고 등은 혈당을 많이 올립니다. 이왕이면 사과나 배가 좋습니다. 과일은 식전이나 식후에 바로 먹는 것보다 식사와 식사 사이에 먹으면 혈당조절에 더 유리합니다.

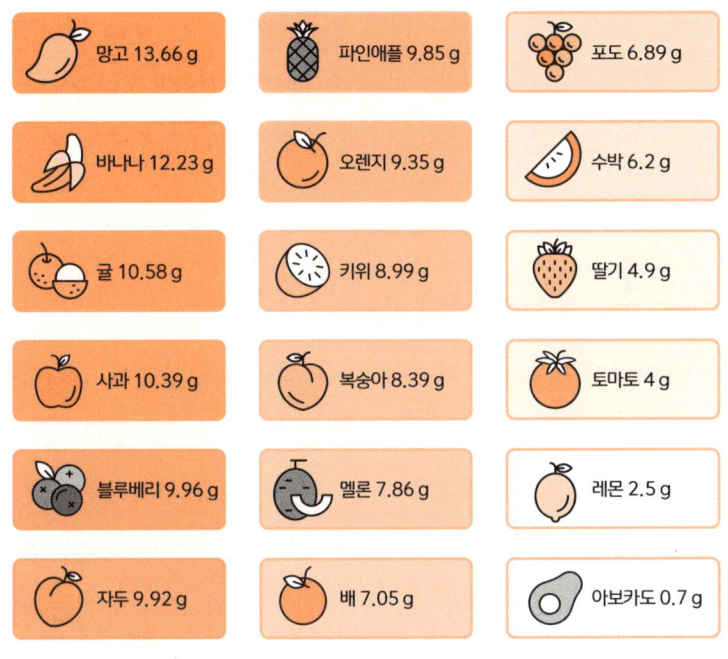

■ 과일별 당류 함량(100 g 기준, 미국 농무부 자료)

3 ◆ 야채는 듬뿍, 견과류는 한 주먹

야채는 섬유질과 비타민과 무기질을 풍부하게 함유하여 건강에 좋습니다. 당뇨인에게도 섬유질은 음식의 당이 몸에 흡수되는 것을 지연시켜 식후혈당을 낮추는 특징이 있습니다. 소장과 대장에서는 장내미생물의 좋은 먹이가 되어 장 건강을 향상시키며, 그 결과 당뇨, 고지혈증, 심장병 및 비만을 예방합니다. 견과류는 불포화지방과 비타민 등 영양소가 풍부하고 미량영양소도 많아 심장병과 당뇨병에 좋습니다. 그렇다고 너무 많이 섭취하면 혈당이 올라가고 비만해질 수 있으니 하루에 한 주먹만 섭취하도록 합니다.

4 ◆ 고기를 너무 멀리하지 말자

우리나라 사람들은 육식에 대한 심리적 거부감이 큽니다. 건강한 식단이라고 하면 자연스럽게 채식을 떠올립니다. 병에 걸렸을 때 제일 먼저 육식을 끊는 사람이 많습니다. 물론 고기에는 항생제, 중금속, 호르몬이 많이 들어 있어 위험하다는 의견도 있지만, 사실 우리가 먹는 모든 음식과 물과 숨쉬는 공기, 대부분의 채소도 마찬가지입니다. **당뇨병의 조절에는 단백질이 굉장히 중요합니다.** 단백질은 인슐린 분비를 유지하고, 근육을 강화합니다. 근육이 강화되어야 혈당은 물론 전반적인 건강이 좋아집니다.

고기를 많이 먹자는 뜻이 아닙니다. 하루 한 끼는 기름이 적은 고기를 손바닥 한 장 정도 크기로 먹는 것이 좋습니다(개인적인 상황에 따라 많이 다릅니다). 붉은 고기는 심장병이나 암 발생과 관련이 깊다고 밝혀졌으므로 이왕이면 소고기보다 돼지고기가 좋고, 더 나아가 닭고기와 같은 가금류나 생선을 권장합니다. 고기가 싫다면 노른자 뺀 계란도 좋고, 두부를 많이 먹어도 좋습니다.

5 ◆ 죽으로 먹거나, 말아먹거나, 비벼 먹지 않는다

갈수록 사는 것이 바빠져 식사도 제대로 못 챙기는 사람이 많습니다. 그래도 굶으면 안 된다고 하니까 끼니를 간단히 때웁니다. 가장 흔한 방법이 죽을 먹는 것입니다. 바쁠 때는 편하고 소화도 잘됩니다. 그러나 혈당조절에는 불리합니다. 당뇨인은 음식이 들어올 때 바로 인슐린이 나오는 급성 인슐린 반응이 더딥니다. 음식 속의 포도당만 인슐린을 분비시키는 것이 아닙니다. 단백질과 지방산도 인슐린 분비를 자극합니다. 또 있습니다. 음식이 입에 있는 것 자체, 음식을 씹는 것 자체로도 인슐린이 소량 분비됩니다. 어떤 경우에는 음식을 상상만 해도 인슐린이 분비됩니다. 그래서 음식을 씹는 과정은 인슐린 분비에 중요한 전초전입니다. 건강한 사람은 급성 인슐린 반응이 보전되어 있어 죽을 먹어도 큰 문제없지만, 당뇨인은 준비 없이 포도당에 왈칵 노출되고 상응하는 인슐린 분비는 안 되기 때문에 혈당이 롤러코스터처럼 올라갑니다. 인슐린 분비 기능이 남아 있다면 음식이 흡수된 지 한참 만에 인슐린이 올라가 오히려 저혈당이 옵니다. 당뇨인은 고혈당을 처리하는 데도 문제가 있지만, 저혈당에 대처하는 기능도 손상되어 한동안 저혈당에 시달립니다. 이렇게 고혈당-저혈당을 오가면 굉장히 힘들기도 하고, 장기적으로 심장병과 치매 위험이 높아집니다. 당뇨인이든 비당뇨인이든 혈당의 진폭은 적을수록 좋습니다.

말아먹는 것과 비벼서 빨리 먹는 것도 비슷한 결과를 불러옵니다. 식후혈당을 높이지 않으려면 천천히 먹는 것이 철칙입니다. 당뇨인은 죽이나 국에 말아먹거나 비벼 먹는 것은 가급적 피하고, 꼭꼭 씹어 먹는 것이 좋습니다. 입도 인슐린 분비를 돕는 소화기관입니다.

6 ◆ 한상 차림을 받아도 순서대로 음식을 먹자

우리나라의 전통적인 식사에는 코스요리의 개념이 없습니다. 음식이 순서대로 나오지 않고 한꺼번에 나옵니다. 적든 많든 그냥 한상차림을 받습니다. 그런데 당뇨인은 그렇게 한상을 받아도 본인이 알아서 코스요리처럼 먹는 것이 좋습니다.

같은 양의 탄수화물도 음식을 먹는 순서에 따라 식후혈당이 올라가는 정도가 많이 다릅니다. 한끼 식사는 보통 탄수화물,

단백질, 지방 그리고 섬유질로 구성되어 있습니다. 그런데 탄수화물을 먼저 먹는 것과 나중에 먹는 것의 차이가 큽니다. 단백질과 지방을 먼저 먹고, 탄수화물을 제일 나중에 먹을 때 식후혈당이 제일 적게 올라갑니다. 단백질과 지방이 탄수화물의 흡수를 지연시키면서 췌장의 인슐린 분비를 자극해서 혈당을 효과적으로 조절해줍니다. 구체적으로 식사를 할 때 일단 고기, 생선, 두부나 콩, 견과류를 먼저 먹는 것이 좋습니다. 그 다음에 섬유질이 많은 야채를 먹고(야채와 단백질의 순서는 바꾸어도 무방합니다), 가장 나중에 밥이나 빵을 먹습니다. 물론 한상차림의 한식에는 조금 어색하지만 그래도 이렇게 먹으면 인슐린의 효과가 좋아지므로 약의 용량이 줄어들고 췌장의 기능을 오래 보전할 수 있습니다. 또 하나의 장점은 음식을 천천히 먹을 수 있다는 것입니다. 천천히 먹는 것은 당뇨병뿐만 아니라 거의 모든 질환에 도움이 되는 사항입니다.

7 ◆ 식사를 거르지 말자. 아침은 왕처럼 저녁은 평민처럼!

가급적 하루 세끼를 다 먹는 것이 좋습니다. 물론 하루에 세끼 먹는 식사법은 역사가 오래 되지 않았으며 근대 이전에는 대부분 두 끼, 심지어 한끼 식사가 보편적이었다는 주장도 있습니다. 그러나 당뇨인은 하루 두 끼보다 세끼를 먹는 것이 혈당의 진폭을 줄이는 데 효과적입니다. 두 끼 식사를 하면 보통 아침을 건너 뛰는데, 이것이 혈당조절에는 큰 문제입니다. 아침을 거르면 점심을 많이 먹는 경향이 있고, 저녁까지도 많이 먹게 됩니다. 아침은 인슐린이 가장 큰 효과를 발휘할 때이고, 저녁은 인슐린 저항성이 가장 높을 때입니다. 아침에는 많이 먹고, 저녁에는 적게 먹어야 한다는 뜻입니다. 같은 양을 먹어도 아침을 제대로 많이 먹을 때 혈당조절이 더 잘 된다는 연구 결과가 많습니다. 비당뇨인도 저녁을 많이 먹을수록 고혈압과 당뇨병 발병 위험이 높아지고, 체중 조절에도 불리합니다. 가능하면 세끼를 다 먹되, 아침을 제대로 먹고 저녁은 시장기만 면하는 것이 좋습니다. 두 끼만 먹는다면 차라리 저녁을 건너 뛰는 것이 좋습니다. 그러나 설포닐우레아처럼 하루 종일 인슐린 분비를 자극하는 약을 복용 중일 때 끼니를 건너 뛰면 저혈당 위험이 높아지니 꼭 주치의와 상의해야 합니다.

8 ✦ 식후에 가볍게 걷거나 다리를 운동시킨다

식사로 들어온 혈당은 우리 몸의 모든 곳으로 흡수됩니다. 그러나 식후혈당의 최대 고객은 근육, 그중에서도 하체 근육입니다. 하체 근육은 식사로 들어온 당의 약 50~70%를 흡수합니다. 밥 먹고 가만히 앉아 있으면 당과 지방이 간과 뱃살로 갑니다. 식사 후 다리를 움직이면 당과 지방이 허벅지로 갑니다. 허벅지가 굵어서 혈당 처리 능력이 좋은 사람도 다리를 움직여야 합니다. 그래야 다리 쪽으로 가는 혈관이 열리고, 그 혈관을 따라 당과 지방이 허벅지 근육에 도달합니다. 근육은 보통 인슐린의 도움을 받아 혈당을 흡수하지만, 특별한 재주가 하나 더 있습니다. 근육이 수축하면 인슐린의 도움 없이도 당을 흡수할 수 있습니다. 그래서 인슐린 분비 능력이 썩 좋지 않은 사람도 다리 운동을 하면 어느 정도 혈당이 떨어집니다. 식사 후 다리를 움직이면 인슐린을 적게 쓰면서도 식후혈당을 떨어뜨릴 수 있습니다. 췌장의 인슐린 분비능을 보전하면서도 혈당을 떨어뜨리고 아울러 허벅지를 강화할 수 있는 일석삼조의 효과를 얻을 수 있습니다.

하지만 식사 후 뛰거나 격렬하게 운동하면 소화장애가 생길 수 있습니다. 그저 숟가락을 놓은 후 약 10~15분 정도 산보를 하거나, 앉은 상태에서 다리를 들었다 놓았다 하는 운동으로도 혈당이 떨어집니다. 최근 연구 결과를 보면 몰아서 장시간 운동하는 것보다 그 시간을 쪼개서 아침, 점심, 저녁 식후에 잠시 운동하는 것이 식후혈당조절에 더 효과적입니다. 아침 식후와 저녁 식후에 운동하는 것 중에 어떤 것이 좋은지는 아직 확실치 않습니다. 최근 연구를 보면 늦은 오후에 하는 운동이 아침

식전보다 혈당조절 면에서 좋다고 합니다.* 그러나 환경과 사람에 따라 꼭 그렇지 않은 경우가 많으므로 가능한 시간에 가능한 정도로 운동을 시작하는 것이 중요합니다.

9 ✦ 6시간 이상 자고, 늦어도 밤 11시 전에 잔다

잠에 문제가 없는 사람은 잠 못 자는 사람의 괴로움을 모릅니다. 잠 한 번만 제대로 자보는 것 외에 다른 소원이 없다는 사람도 많습니다. 당뇨인은 더 심합니다. 스트레스로 인한 불면도 당뇨병 발병의 보조적 원인입니다. 혈당조절이 안 되는 이유이기도 합니다. 잠을 못 자서 당뇨병이 악화되고, 악화된 당뇨병으로 인해 잠을 더 못 자는 악순환이 계속됩니다. 조각잠을 자거나, 낮과 밤이 바뀌거나, 아예 잠을 못 자면 당뇨병 위험이 높아지는 것은 물론, 당뇨인의 혈당조절에 아주 좋지 않은 영향을 줍니다.

잠자리에 드는 시간도 중요합니다. 일찍 자고 일찍 일어나는 사람을 종달새형이라고 합니다. 반대로 늦게 자고 늦게 일

---

* M. Savikj et al. Afternoon exercise is more efficacious than morning exercise at improving blood glucose levels in individuals with type 2 diabetes: a randomized crossover trial. Diabetologia 2018 Nov vol 13.

어나는 사람을 올빼미형이라고 합니다. 종달새형과 올빼미형은 유전적, 인종적 요소는 물론 국가와 거주 지역에 따라 결정된다고 합니다. 독일인은 종달새형이 많고, 인도인과 슬로바키아인은 올빼미형이 많습니다. 도시에는 올빼미형이 많고, 농촌에는 종달새형이 많습니다. 또한 나이가 들면서 올빼미형이 많아집니다. 생후 3주에는 거의 모든 사람이 종달새형입니다. 2살 정도에는 90%가 종달새형이지만, 중년 이후에는 올빼미형이 많아집니다.

보통 종달새형이 올빼미형보다 건강하고 오래 삽니다. 올빼미형은 식사의 종류나 식사 시간, 수면의 질이 훨씬 좋지 않습니다. 올빼미형은 종달새형보다 당뇨병의 위험이 약 2.5배 이상입니다. 늦게 자기 때문에 밤에 많이 먹는데, 이때는 하루 중 인슐린 저항성이 가장 높아서 같은 음식을 먹어도 아침보다 당이 훨씬 많이 올라가고 살이 찝니다. 늦게 일어나면 아침을 건너 뛰게 되므로 혈당이 더 올라갑니다. 올빼미형은 주간에 움직이고 야간에 자는 자연스런 생리 리듬과 반대로 생활하기 때문에 늘 피곤하여 주말에 몰아 자는 경향이 강하고, 운동을 할 시간이 없어 비만에 시달릴 가능성이 높습니다. 올빼미형 인간은 같은 조건의 종달새형보다 혈당과 당화혈색소가 높습니다.

일찍 자고 푹 자고 일찍 일어나는 습관이 당뇨병의 예방과 치료에 중요합니다.

10 ✦ 스트레스는 만병의 근원

스트레스는 모두의 적입니다. 당뇨병 역시 스트레스에 의해 유발되고 악화됩니다. 스트레스를 받으면 몸에서 스트레스 호르몬인 코티솔이 많이 나옵니다. 코티솔은 우리 몸에서 만드는 천연 스테로이드입니다. 간에 작용해서 포도당을 많이 만들어 혈당조절에 큰 어려움을 줍니다. 천식이나 난치성 피부병을 치료하기 위해 스테로이드를 써도 혈당조절이 너무 안 되는 경우가 많습니다. 스트레스는 이런 약이 몸속에서 마구 나오는 상황이라고 이해하시면 됩니다.

스트레스 자체 때문에 살이 찐다는 연구 결과도 있습니다. 스트레스를 받으면 지방이 많은 음식을 먹는 것과 비슷하게 지방세포가 커지는데 그 기전도 비슷합니다. 스트레스에 의해 코티솔이 분비되거나 지방이 많은 음식을 먹으면 지방세포가 빨리 성숙됩니다. 지방세포가 성숙된다는 것은 뱃살이 찐다는 의미입니다. 스트레스를 유난히 많이 받는 사람은 많이 먹지도 않으면서 살이 찌는 수가 많습니다. 스트레스가 직접적으로 살을 찌게 만드는 겁니다. '그래서 스트레스를 받지 않도록 노력해야 합니다'하고 말은 하는데, 그러나 피할 수 있으면 그게 스트레스겠습니까? 이 글을 읽는 독자들이 다른 사람에게 스트레스를 주지 않으려고 노력한다면 그것만으로도 다행입니다.

11장
당뇨병의 예방

건강은 건강할 때 지켜야 하는 법입니다. 진단도 치료도 다 중요하지만, 아예 당뇨병에 걸리지 않는 것이 최선입니다. 특히 당뇨병은 한 번 걸리면 완치가 어렵고, 생활습관을 모두 바꿔야 하므로 아주 고생스럽습니다. 당뇨병에 걸리지 않는 방법은 없을까요? 검진을 받았더니 당뇨병 전단계라고 나왔다면 어떻게 해야 당뇨병으로 진행하지 않을까요? 당뇨병 초기인데 더 심해지지 않는 방법은 없을까요? 다행히 모두 가능합니다. 이제부터 차근차근 알아보겠습니다. 그대로 열심히 따라하시면 당뇨인이라도 정상적인 생활을 누리는 것은 물론, 오히려 더 건강해질 수도 있습니다. 마지막으로 당뇨병을 완치시키는 방법은 없는지 함께 생각해보겠습니다.

1 ✦ 제2형 당뇨병을 불러오는 습관

세상 모든 일에는 원인이 있습니다. 당뇨병도 대부분 어떤 원인이 오랫동안 선행한 후에 발생합니다. 이 사실은 두 가지 중요한 의미를 갖습니다. 우선 선행 원인을 미리 알고 피하면 당뇨병을 예방할 수 있다는 뜻입니다. 또한 당뇨병의 예방과 치료에 환자 본인의 적극적인 역할이 중요하다는 뜻이기도 합니다. 물론 유전이나 제1형 당뇨병처럼 개입해 볼 여지가 없이 발병하는 병도 있지만 제2형 당뇨병은 예방할 수 있는 여지가 많습니다. 제2형 당뇨병의 발병에는 대부분 네 가지의 나쁜 습관이 존재합니다.

1) 나쁜 식사 습관 - 운동은 음식을 이길 수 없다!

우리는 식물처럼 태양 에너지로 살 수 없고 뭔가를 먹어서 생존하는 동물입니다. 음식으로 섭취한 에너지를 잘 배분하고 처리해야 건강하게 살 수 있습니다. 이 과정에 문제가 생긴 병이 당뇨병입니다. 따라서 먹는 음식 하나 하나가 당뇨병의 발병에 영향을 줍니다.

세상에 별별 음식이 많습니다. 하지만 위장과 소장을 통해 흡수될 때는 음식이 어떻게 생겼고, 어떤 맛이 나고, 무엇으로 만들었든 세 가지 영양소로 분해되어 몸속에 들어올 뿐입니다.

초등학교 때 배우는 3대 영양소, 즉 탄수화물, 지방, 단백질입니다. 영양소는 몸에 들어와 인체가 쓸 수 있는 에너지로 바뀝니다. 이 에너지의 원천은 태양입니다. 햇빛에 있는 빛 에너지가 식물을 생존하게 하고, 식물에 있던 에너지는 그 식물을 먹은 동물에게 이전되고, 동물의 에너지는 그 동물을 먹는 육식동물이나 사람에게 넘어옵니다. 채식을 하든, 육식을 하든 결국 태양의 에너지를 받아들이는 것입니다. 시적인 표현으로 사람을 '태양의 아들' 또는 '별의 자손'이라고 하는데 과학적으로도 틀린 표현은 아닙니다.

야채나 고기에 들어있는 에너지는 바로 쓸 수 없기 때문에 우리 세포는 음식물의 에너지를 다른 형태의 에너지로 바꿉니다. 아데노신에 인산이 세 개 달렸다고 해서 아데노신 3인산 adenosine triphosphate, ATP이라고 합니다. ATP는 우리가 살기 위해 사용하는 에너지의 원천입니다. 탄수화물, 지방, 단백질은 산소와 결합하여 ATP의 형태로 에너지를 생산하고, 이산화탄소와 물로 분해됩니다. 공기를 흡입하고 음식을 섭취하여 에너지를 만들어 쓰고 소변과 이산화탄소를 배출하는 것이 생명활동의 표면적 현상입니다.

그런데 3대 영양소가 늘 풍부하지는 않습니다. 인류의 역사는 곧 기근의 역사입니다. 다양한 문명이 발생한 원인도 안정된 식량을 확보하기 위한 인류의 창의적 시도와 무관하지 않습니다. 단백질과 지방은 대체로 동물성 음식에 풍부합니다. 반면에 탄수화물은 식물성에 많습니다. 요즘과 같은 공장식 축산이 없었던 과거에는 고기 한번 먹기가 너무 힘들었습니다. 수렵시대는 물론 고대, 중세, 근대에도 고기는 높은 계급이 아니면 먹기 힘든 특별한 음식이었습니다. 대부분의 사람은 키우기 쉽고, 비교적 싸고, 많이 먹을 수 있는 곡식과 채식으로 연명했습니다. 즉, 탄수화물입니다.

그래서 우리 몸은 쉽게 구할 수 있는 탄수화물 형태의 에너지를 잘 처리하는 방향으로 진화했습니다. 지방과 단백질은 상대적으로 그렇게 중요한 에너지원이 아니었기에 이 부분의 에너지 처리는 탄수화물에 비해 보조적입니다. 지금도 저개발국가의 국민들은 전체 섭취 열량의 90%를 탄수화물로 섭취하는데 과거의 인류와 다를 바 없습니다. 농경민의 자손은 탄수화물로 섭취하는 열량의 비율이 높고, 유목민의 자손은 조금 낮습니다. 우리나라 사람은 전체 열량 중 탄수화물을 약 55~65%, 미국인과 유럽인은 50% 내외로 섭취합니다. 이렇듯 인류는 인종과 나라를 막론하고 탄수화물을 주로 먹는 종입니다. 탄수화물을 무슨 독약처럼 생각하는 사람이 있는데, 진화적인 측면에서 볼 때 틀린 생각입니다.

(1) 단순 탄수화물

문제는 탄수화물의 종류입니다. 식량 생산에 있어 인류는 몇 번 중요한 도약을 합니다. 문명 이전에는 수렵과 채집을 통해 식량을 구했지만, 안정적이고 지속적인 식량 공급을 위해 인류는 '농경'을 시작했습니다. 최초의 밀농사가 메소포타미아 지역에서 시작되었고, 인도와 중국에서 쌀농사가 시작되었습니다. 쌀은 단단하지 않아 도정한 후 물과 함께 끓여 밥을 해서 먹었고, 밀은 단단하여 도정이 안 되므로 가루로 내어 빵으로 먹었습니다. 과거에는 쌀이나 밀의 껍질을 벗겨내는 데 힘이 들었기에 윤기가 자르르 흐르는 백미나 하얀 밀가루로 만든 하얀 빵은 왕과 귀족들의 전유물이었습니다. 일반인은 지금의 현미와 같은 거친 밥과 거친 전곡빵을 먹었습니다. 유럽의 어느 민요에는 '하얀 빵 먹어 보는 것이 평생 소원'이라는 가난한 농민의 푸념이 가사로 남아있습니다.

그런데 여기에 대반전이 생깁니다. 바로 산업혁명입니다. 산업혁명은 과거의 사치품을 일용품으로 바꾸어 놓았습니다. 증기기관의 힘은 사람이나 동물의 힘과 비할 바가 아니었습니다. 증기 기관을 쓰는 정미소가 우후죽순처럼 생겨 껍질을 다 벗겨내고 하얀 쌀알만 남은 백미를 값싸게 공급하기 시작했습니다. 그렇게 만들기 힘들었던 '하얀 밀가루'도 값싸게 대량생

산했습니다. 이때부터 인류는 역사상 최초로 순수 탄수화물 덩어리를 섭취하기 시작했습니다. 영양학적으로 보면 곡식의 껍질과 눈에 풍부하게 들어 있는 미네랄과 비타민, 풍부한 섬유소, 오메가3 지방산(생선에만 들어 있는 것이 아닙니다) 등을 다 빼고 탄수화물 덩어리만 먹게 된 것입니다. 이렇게 원래 음식에 들어 있던 다른 영양소가 다 탈락하고 남은 탄수화물을 '단순 탄수화물'이라고 합니다.

단순 탄수화물은 섬유질과 함께 존재하는 '복합 탄수화물'보다 훨씬 빨리 소화 흡수되어 혈당이 아주 빨리, 높게 올라갑니다. 먹었을 때 혈당이 많이 올라가는 음식을 '혈당지수glycemic index, GI가 높다'고 합니다. 음식의 혈당지수는 당 함유량이나 열량과는 약간 다릅니다. 대개 먹기 좋은 탄수화물 음식은 혈당지수가 높습니다. 흰 빵, 떡, 국수, 백미밥은 혈당지수가 높은 대표적인 음식입니다. 같은 음식이라도 가공방법에 따라 혈당지수가 달라집니다. 생고구마는 혈당지수가 낮지만 군고구마나 찐 고구마는 매우 높습니다.

혈당지수가 높은 음식이 반드시 당뇨병을 유발하는지에 대해서는 학계에서도 논쟁이 분분합니다. 반대 진영에서는 혈당지수가 높은 음식이 당뇨병의 원인 중 한 가지일 수는 있지만 그렇게 주목받아야 할 스타(?)는 아니라고 주장합니다. 세상 모든 일에 여러 가지 원인이 있듯이 혈당지수가 높은 음식도 많은 원인 중의 하나라고 보는 것이 합당할 것입니다. 그러나 이미 에너지 평형이 무너진 당뇨인의 경우에는 혈당지수가 혈당조절에 아주 중요한 역할을 하는 것도 부정할 수 없는 사실입니다.

혈당지수가 높은 음식을 먹으면 혈중 포도당이 빨리, 많이 상승하고 인슐린도 급격히 높아집니다. 한두 번이면 문제가 없지만 늘 이런 일이 발생하면 췌장의 인슐린 분비 순발력이 떨어지고, 인슐린도 한꺼번에 많이 나옵니다. 인슐린이 많이 나오면 살이 찝니다. 그리고 포도당이 이미 떨어질 때 쓸데없이 인슐린이 뒷북을 치면서 식후 저혈당이 옵니다. 배불리 먹었는데도 오히려 기진맥진해지면서 허기를 느낍니다. 그래서 또 먹어야 합니다. 결국 살이 더 찝니다. 이렇게 되면 당뇨병으로 가는 길에 들어선 것입니다. 여러 나라에서 진행된 영양학 연구에 의하면 탄수화물이 아니라 단순 탄수화물을 많이 먹을수록 당뇨병, 심장병이 더 많이 생깁니다.

(2) 고칼로리 섭취와 과식

단순 탄수화물 외에도 당뇨병을 유발하는 나쁜 식사습관이 있습니다. 고칼로리 섭취 또는 과식입니다. 많이 먹고 그만큼 운동을 하면 된다고 생각하는 사람이 있습니다. 그러나 직업 운동선수가 아니라면 운동은 음식을 이길 수가 없습니다. 머핀 한 개는 약 400칼로리입니다. 그런데 그 칼로리를 운동으로 없애기는 아주 어렵습니다. 150칼로리에 해당하는 신체 활동을 예를 들어 보겠습니다. 우리의 직관과 매우 다르게 활동으로 소모할 수 있는 열량은 그렇게 크지 않습니다.

> **포인트**
>
> **∨ 150칼로리에 해당하는 신체 활동**
>
> - 운동 – 배구 45분, 시속 6.4 km로 30분 걷기, 사교댄스 30분, 아쿠아로빅 30분, 수영 20분, 농구 15분, 줄넘기 15분, 10분 동안 1.6 km 뛰기
> - 활동 – 세차 45분, 창문, 마루 닦기 45분, 정원 손질 30분, 휠체어 밀기 30분, 유모차 2 km 밀기, 낙엽 모으기 30분, 눈 치우기 15분, 계단 오르기 15분

결국 과식을 하면 에너지가 남아 돌게 됩니다. 남아 도는 에너지는 몸에 비축됩니다. 간이나 근육도 일정량 에너지를 비축할 수 있지만 수용성 포도당 중합체인 글리코겐 형태로 1~2

일 정도 분량의 비상 에너지만을 저장하는 데 그칩니다. 하지만 지방세포는 한정된 공간에 무려 50일분의 에너지를 보관할 수 있습니다. 따라서 남은 에너지는 다 지방세포로 가서 주로 뱃살에 쌓입니다.

뱃살과 팔다리의 지방은 약간 성격이 다릅니다. 팔다리의 지방은 한번 들어오면 쉽게 나가지 못합니다. 반면 뱃살의 지방은 신체가 에너지를 필요로 할 때 바로 응답하여 방출됩니다. 팔다리의 지방은 정해진 기간 출금할 수 없는 정기예금이고, 뱃살은 아무 때나 빼서 쓰는 자유입출금 통장입니다. 따라서 뱃살은 매일 찾아오는 식사와 식사 사이 식간기와 공복 시간이 긴 수면 중에 우리를 버티게 해줍니다. 일종의 백업 배터리입니다. 그러나 무엇이든 과하면 좋지 않습니다. 과식을 해서 뱃살의 지방세포가 많이 쌓이면 인슐린의 조절을 받지 않고 지방(산)을 혈중으로 마구 방출합니다. 그 결과 지방간, 지방췌장, 지방근육이 되어 인슐린 저항성과 인슐린 부족이 생기고, 이런 상태가 계속되면 결국 당뇨병이 됩니다.

이렇게 과식은 당뇨병을 유발할 수 있습니다. 배가 부르지 않으면 과식이 아니라고 생각하는 사람도 있습니다. 가장 치명적인 오해입니다. 식품가공업이 발달하지 않았던 과거에는 배가 부르지 않게 먹으면 낮은 열량을 흡수한 것으로 간주해도 무리가 없었습니다. 가공되지 않은 식품은 대부분 고유의 칼로리만 함유하고 있어서 칼로리가 음식의 양에 비례했기 때문입니다. 이런 음식을 '열량밀도low calorie density가 낮다'고 합니다. 그러나 지금은 이런 직관이 통하지 않습니다. 아주 적은 양의 음식에도 많은 열량을 집어넣을 수 있게 되었기 때문입니다. 열량밀도가 높은calorie-dense 초콜릿바, 스낵, 과자, 제과류와 음료를 어디서나 쉽게 먹을 수 있습니다. 이런 음식은 우리의 눈과 직관을 속입니다. 스콘 한 조각의 열량이 무려 400칼로리 정도로 밥 한 공기보다 높습니다. 설탕과 지방을 효과적으로 음식에 주입하는 기술의 결과입니다. 음식에 관한 한 인류는 눈과 직관을 믿을 수 없는 상황이 되었습니다.

지방을 적게 먹으면 몸에 지방이 쌓이지 않는다고 생각하는 사람도 있습니다. 그렇지 않습니다. 탄수화물이든, 단백질이든, 지방이든 많이 먹어 남아 도는 에너지는 모두 지방으로 변해 지방세포에 저장됩니다. 단백질 위주로 먹으면 단백질이 몸에 쌓이는 줄 아는 사람도 많은데, 단백질 먹고 충분히 운동하지 않으면 역시 지방이 됩니다. 단백질 쉐이크 먹고 운동을 충분히 하지 않으면 뱃살만 늘어난다는 뜻입니다.

뭘 먹든지 관계없습니다. 평소에 음식을 많이 먹거나, 칼로리가 높은 음식을 먹는다면 당뇨병의 길로 들어선 것입니다. 과식을 하지 않아도 단순 탄수화물을 너무 많이 먹는다면 당뇨병 위험이 높아집니다. 음식이 적어 보인다고 방심하면 안 됩니다. 그 속에 고열량과 너무 많은 단순 탄수화물이 도사리고 있을 수 있습니다.

2) 활동 부족

우리는 움직이면서 사는 동물이자, 움직여야만 사는 동물입니다. 기계 동력이 없었던 과거에는 모든 일을 사람이나 동물이 했습니다. 비만은 보기 어려웠고, 지나친 노동으로 인한 관절염이나 소모성 질환이 많았습니다. 대부분의 음식이 칼로리 밀도가 낮았기 때문에 비만이나 당뇨병을 걱정하는 것은 호사였습니다. 에너지 과잉보다 에너지 결핍을 걱정해야 할 판이었습니다. 그러나 산업혁명은 질병의 지평을 바꾸어 놓았습니다. 20세기 이후 선진국의 비만도는 날로 증가하고 있습니다. 고칼로리 음식 섭취가 늘기도 했지만, 평소 활동이 부족해지고 많은 일을 기계가 대신 해주기 때문이기도 합니다.

활동이라 하면 여가시간에 하는 운동을 떠올리지만, 사실 자고 일어나 일상생활 속에서 수행하는 모든 신체적 활동을 의미합니다. 활동이 부족하면 들어온 열량이 남아 돌아 내장에 지방세포로 쌓입니다. 내장비만은 지방간과 이상지혈증과 당뇨병을 차례로 불러들입니다. 주로 공복혈당부터 문제가 생깁니다. 활동이 부족하면 식후혈당의 최대 소비자인 허벅지 근육이 위축됩니다. 공복혈당은 멀쩡한데 식후혈당이 200 mg/dL가 넘는 사람은 음식 섭취와 먹는 속도도 문제지만 허벅지가 가는 경우가 많습니다.

운동의 효과와는 별개로 오래 앉아 있는 습관의 해로움도 최근 크게 부각되고 있습니다. 1시간 이상 계속 앉아 있으면 동맥의 확장기능이 현저히 떨어져 진행된 동맥경화증과 유사한 소견을 보입니다. 그러니 아무리 바빠도 1시간에 한 번은 일어나 화장실도 가고, 옆의 동료에게 가보면서 다리를 풀어야 합니다. 8시간 이상 앉아서 생활하는 사람은 아무리 운동을 해도 앉아서 일하는 것의 해로움을 완전히 상쇄시킬 수 없다는 우울한 보고도 있습니다. 늘 앉아 있는 사람은 활발한 사람에 비해 당뇨병과 심장병 발병 위험이 2배, 암 발생과 암 사망률이 각각 13%, 17% 증가합니다. 하루에 TV 보는 시간이 1시간 늘 때마다 제2형 당뇨병 발생 위험이 10%씩 증가하고, 심장병 발병 위험이 7.5%씩 증가한다는 연구도 있습니다.

2019년 미국심장학회지에 보고된 연구에 따르면 하루 8시간 이상 앉아서 일하는 사람은 그렇지 않은 사람에 비해 심장병 사망률이 높은데, 적어도 일주일에 300분 이상의 고강도 운동을 해야만 그 위험을 상쇄할 수 있다고 합니다. 그만큼 오래 앉아서 생활하는 것은 칼로리 과잉뿐만 아니라 그 자체로 동맥 경화증을 일으키는 위험한 습관입니다. 눌린 혈관도 펴주고 열량을 소모하기 위해 가능한 일상 속에서 늘 움직여야 합니다.

3) 스트레스

흔히 스트레스는 만병의 근원이라고 합니다. 맞습니다. 스트레스는 모든 병을 일으킬 수 있습니다. 전혀 관계없을 것 같은 관절염에도 스트레스가 관여합니다. 스트레스는 당뇨병의 발병과 악화에도 큰 영향을 줍니다. 여기서 스트레스란 심리적 스트레스와 신체적 스트레스를 다 포함합니다. 재산 문제, 배우자 문제, 자식 문제, 부모 문제, 직장 문제 등의 심리적 스트레스는 물론 심한 감기, 악화된 피부병, 급성 질환과 수술, 과로와 탈진 등의 신체적 스트레스 역시 당뇨병을 불러옵니다.

인체는 신체적 스트레스와 심리적 스트레스를 동일한 경로로 처리합니다. 위험하다고 생각되는 신호가 감지되면 뇌는 이 신호를 스트레스로 인식해 시상하부 – 뇌하수체 – 부신피질 축으로 내려 보냅니다. 그 결과 혈액 내 스트레스 호르몬, 즉 아드레날린과 코티솔 수치가 올라갑니다. 심장은 빨리 뛰고, 혈압과 혈당은 올라가고, 근육은 바짝 긴장합니다. 우리 몸을 방어하기 위한 반응입니다. 호랑이나 적을 만나면 싸우거나 도망쳐야 합니다. 평소보다 훨씬 빠르고 강하게 운동을 하려면 심장에서 피도 많이 보내주어야 하고, 혈압도 높여주어야 하고, 근육이 쓸 에너지가 부족하지 않도록 혈당도 높여주어야 합니다. 비유하자면 자동차가 급발진하기 위해 가속페달을 깊이 밟는 것과 같습니다.

그러나 실제로 위험한 상황이 아님에도 심리적 부담이나 만성적인 건강 문제는 스트레스와 유사한 반응을 일으킵니다. 뇌는 가상적 위험과 실제적 위험을 구별할 수 없기 때문에 동일한 스트레스 회로를 가동합니다. 그 결과 늘 혈압과 맥박과 혈당이 올라 있는 상태가 됩니다. 결국 심장병과 당뇨병이 생깁니다. 미국에서 수행된 연구에 따르면 수입의 감소는 심장병 발생과 총 사망을 2배 이상 증가시킵니다. 또 다른 연구를 보면 늘 부정적이고 어두운 마음의 소유자는 그렇지 않은 사람보다 더 당뇨병에 잘 걸립니다. 실제로 식사, 운동, 체중 등이 큰 문제가 없는 데도 당뇨병이 생기는 사람이 많습니다. 자세히 물어보면 여러 가지 문제로 엄청난 스트레스를 받고 있다는 대답을 들을 때가 많습니다. 지금처럼 사회가 복잡하고, 빠른 속도로 처리할 일이 많아지고, 공동체가 와해되어 주변 사람이 이웃보다 적이 될 가능성이 높은 환경에서는 스트레스가 건강에 큰 부담과 위험이 될 것이 확실합니다.

4) 수면 문제

전 세계가 인터넷을 통해 하나로 묶이고, 초국가적인 무역이 성행하고, IT의 발달로 재택근무가 많아지면서 역설적으로 수면 시간이 위협받고 있습니다. 20세기 초반 미국민의 평균 수면 시간은 9시간이 넘었는데, 2013년 보고에서는 평균 6.8시간을 잔다고 합니다. 우리나라 사람의 수면 시간은 이보다 더 심합니다. 2018년 OECD 보고에 의하면 한국은 OECD 18개국 중 가장 적게 자는 나라입니다. 2018년에 실시된 갤럽 조사에 한국인의 평균 수면시간은 6시간 24분이었습니다.

건강을 위한 필수 수면 시간은 보통 8시간입니다. 여러 연구를 보면 8시간보다 수면 시간이 적거나 많으면 심장병, 당뇨병, 암 등의 발병이 늘기 때문에 미국, 영국 등의 보건기관에서는 하루 7~8시간 수면을 권합니다. 수면 시간이 많으면 건강이 나쁘다는 것은 잠을 많이 자서 건강이 나빠진다는 것이 아니라, 잠을 그렇게 잘 정도로 몸이 안 좋다는 의미입니다. 따라서 문제는 8시간보다 적게 자는 것입니다.

(1) 잠을 적게 자면 왜 당뇨병이 올까?

- 피곤하고 날카로워집니다. 즉, 교감신경이 활성화되어 성장 호르몬과 코티솔이 분비되고 염증이 생깁니다. 그 결과 췌장에서 인슐린 분비능이 떨어지고 혈당이 올라갑니다.
- 잠을 적게 자면 낮에 식욕이 당깁니다. 우리 몸에는 포만감을 느껴 더 먹지 않게 하는 호르몬인 렙틴과 배고픔을 느껴 먹게 하는 호르몬인 그렐린이 있습니다. 잠을 적게 자면 렙틴이 줄어들고 그렐린이 많아져 음식을 많이 먹게 됩니다. 결국 비만이 되어 당뇨병으로 가는 길을 재촉합니다.
- 뇌는 혈당의 최대 소비자입니다. 잘 때는 거의 모든 혈당을 뇌가 소비합니다. 그런데 잠을 적게 자면 뇌에서 포도당을 잘 이용하지 못해 혈당이 올라갑니다.

(2) 수면시간 교란도 당뇨병을 유발한다

수면 시간이 짧은 것만 문제가 아닙니다. 교대 근무에 따른 수면 교란도 큰 문제입니다. 미국 통계를 보면 약 800만 명이 야간 근무자이거나 정기적으로 밤에 근무하는 교대 근무자입니다. 머지않아 약 25%의 근로자가 이런 형태로 근무할 것이라는 예측도 있습니다. 응급실, 구급대, 교통관제, 경찰, 비행기 승무원, 편의점 등이 대표적입니다.

오랜 시간 동안 인류는 낮에 활동하고 밤에 자는 주행성 생활을 해왔습니다. 따라서 낮과 밤의 체내 대사가 현저히 다릅니다. 우리를 깨우는 호르몬은 코티솔이고, 재우는 호르몬은 멜라토닌입니다. 그런데 낮과 밤이 뒤섞이면 호르몬 사이의 관계가 깨지면서 인슐린, 렙틴 등의 하위 호르몬에 교란되어 혈당, 혈압, 체중이 증가하고 심장병과 당뇨병을 유발합니다.

백인 여성 간호사를 20년 동안 추적 관찰한 연구Nurses Health Study에 따르면 20년 동안 교대 근무를 했을 때 제2형 당뇨병 위험도가 1.58배 증가했습니다. 2013년 영국 정부는 교대 근무자의 현황과 건강 상태에 대한 백서를 발표할 정도로 교대 근무자의 건강은 심각한 위험에 놓여있습니다.

(3) 수면 무호흡증은 어떻게 당뇨병 발병에 영향을 줄까?

교대 근무도 하지 않고 수면 시간도 적당한데 당뇨병 위험이 높은 수면 습관이 있습니다. 코골이 또는 수면 무호흡증입니다. 밤에 코를 심하게 골다가 갑자기 숨이 막힌 듯 아무 소리도 안 내다가 갑자기 푸르륵 하고 숨을 쉬기 시작하는 사람이 있습니다. 전형적인 수면 무호흡증입니다. 나라마다 통계는 약간 달라 미국은 남녀 각각 4%, 2% 정도라고 하고, 우리나라는 2001년에 남성 4.5%, 여성 2.3% 정도로 보고되었습니다. 그러나 비만도가 증가하고, 잦은 음주 문화가 여전하여 그 비율은 더 높을 것으로 생각합니다.

수면 무호흡증은 당뇨병 발병과 진행에 관련이 깊습니다. 6,000명 정도의 비당뇨인을 대상으로 한 연구를 보면 심한 수면 무호흡증이 있는 사람은 그렇지 않은 사람에 비해 제2형 당뇨병 발병 위험이 1.63배 증가했습니다. 현재까지 수면 무호흡증과 당뇨병 발병의 관계를 규명하기 위해 총 6만 5000명을 포함하는 9개의 연구가 진행되고 있어 조만간 조금 더 자세히 밝혀질 것으로 보입니다. 당뇨인 중에 수면 무호흡증이 있는 사람은 아주 많아 58~86% 정도로 보고됩니다. 수면 무호흡증이 있으면 혈당조절이 안 됩니다. 따라서 눈, 신장, 신경 등 미세 혈관합병증으로 진행할 가능성이 높습니다.

수면 무호흡증은 어떻게 당뇨병 발병에 영향을 줄까요? 일단 수면 중에 몸에 산소가 모자라는 일시적 허혈증이 생깁니다. 아울러 그 순간에는 깊은 잠을 못 자고 조각잠을 자게 됩니다. 일시적 허혈증과 조각잠은 교감신경을 항진시키고, 염증 반응을 일으키고, 산화 스트레스와 코티솔 분비를 증가시킵니다. 그 결과 당뇨병과 심장병이 발생합니다.

2 ◆ 당뇨병의 위험 신호

제1형 당뇨병은 아무런 경고 없이 벼락처럼 옵니다. 그러나 훨씬 많은 사람이 앓는 제2형 당뇨병은 오기 전에 '나 간다, 나 간다'라는 조기 신호를 끊임없이 보냅니다. 사람들이 경고를 미리 알아채지 못하고 무심하게 지내다가 병이 생기고 나서야 당뇨가 '갑자기' 왔다고 생각하는 것뿐입니다.

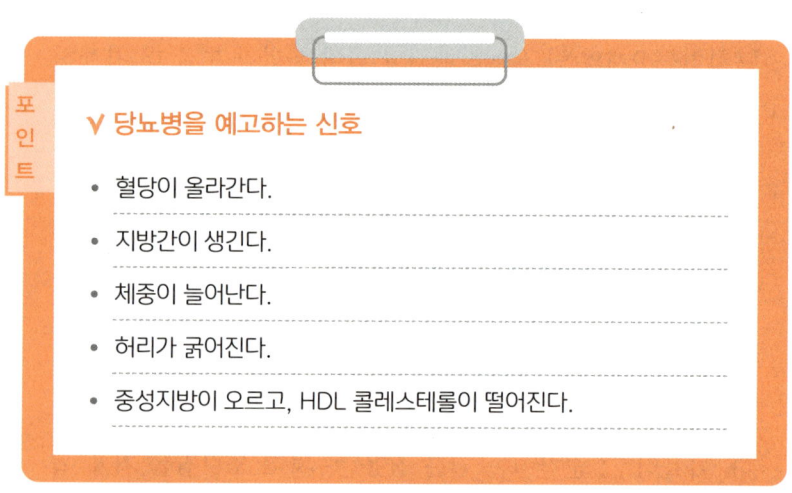

포인트

∨ 당뇨병을 예고하는 신호

- 혈당이 올라간다.
- 지방간이 생긴다.
- 체중이 늘어난다.
- 허리가 굵어진다.
- 중성지방이 오르고, HDL 콜레스테롤이 떨어진다.

▶ 유튜브 닥터 조홍근의 알기 쉬운 당뇨, 심장병 이야기 63번 동영상
'당뇨병은 20년전부터 말하고 온다'

이런 신호는 시간차를 두고 따로따로 올 수도 있고, 한꺼번

에 몰려올 수도 있습니다. 그러나 각각의 신호는 특별히 병이라고 생각되지 않기 때문에 그 무거운 의미를 놓치고 맙니다. 이전에는 경고가 대략 5년 전에 온다고 생각했는데, 최근 연구에 의하면 훨씬 먼저 찾아옵니다.

2018년 유럽 당뇨병 학회에서 우리와 체질이 비슷한 일본인을 대상으로 한 연구가 발표되었습니다. 연구에 의하면 건강한 사람이 당뇨병 전단계로 갈 때 이미 10년 전에 위험 신호가 나타나고, 건강한 사람(당뇨병 전단계 포함)이 당뇨병으로 갈 때도 10년 전부터 위험 신호가 나타난다고 합니다. 당뇨를 진단받을 때 대부분 갑자기 생겼다고 생각하지만 실제로는 무려 10~20년 전부터 줄기차게 울리는 경고음을 듣지 못했던 것입니다. 이 연구와 우리나라 데이터를 종합해 보면 당뇨병을 예방하기 위해 다음과 같은 조기 신호에 주목해야 합니다.

포인트

✓ 당뇨병의 조기 경보
- 공복혈당 100 mg/dL 이상
- 체질량지수 25 kg/m² 이상
- 허리둘레 - 남자 90 cm, 여자 85 cm 이상
- 간수치 AST/ALT 35 IU 이상
- 중성지방/HDL 콜레스테롤 = 3.5 이상, 또는 중성지방 150 mg/dL이상

> ▶ 유튜브 닥터 조홍근의 알기 쉬운 당뇨, 심장병 이야기 37번 동영상
> '검진표 보면서 당신의 당뇨병 위험을 평가하는 법'

3 ◆ 당뇨병 전단계와 초기 당뇨병 탈출하기

당뇨병은 췌장 기능의 점진적, 비가역적 손상으로 발생하므로 일단 당뇨병 전단계나 당뇨병이 시작되면 췌장 세포 기능을 완전히 잃고 마지막에는 인슐린 주사를 맞아야 한다는 생각이 지배적입니다. 그러나 최근 연구를 보면 반드시 그렇지는 않은 것 같습니다. 당뇨병 전단계 또는 당뇨병 초기에 운동이나 식사로 체중을 줄이고 뱃살을 빼면 놀랍게도 많은 사람이 좋아집니다. 당뇨병 전단계는 정상으로, 초기 당뇨병은 약을 먹지 않고도 혈당이 정상으로 유지되는 당뇨병 완화 상태로 호전된다는 뜻입니다.

이런 연구들은 주로 서양인을 대상으로 한 데다 연구 기간이 짧아 동양인도 그런지, 체중 감량의 효과가 5년, 10년까지 유지될 수 있는지는 아직 확실치 않습니다. 그러나 제 경험으로는 우리나라 사람들도 이런 일이 가능하다고 봅니다. 당뇨병 전단계라는 결정적인 시기에 병의 근본적인 원인을 없애는 데 집중적인 노력을 기울이면 당뇨병으로 진행을 막는 것은 물론,

정상 상태로 되돌릴 수 있습니다.

당뇨병의 근원은 뱃살입니다. 최근 연구를 보겠습니다. 비만 상태로 당뇨병 전단계인 서양인 2,200명에게 하루 800칼로리 정도의 저칼로리 식사를 8주간 제공했습니다. 8주 사이에 남성은 평균 12 kg, 여성은 평균 10 kg 정도 체중이 줄었습니다. 그 결과 인슐린 저항성이 개선되고, 그중 694명(35.8%)은 정상 공복혈당으로 회복되었습니다. 체중 감량을 중심으로 보면, 체중을 8% 이상 감량할 경우 약 40%가 정상 혈당을 회복했습니다.* 연구 기간이 8주 동안으로 짧아 혈당 효과가 장기적으로 계속될지에 대한 의문은 있습니다. 그러나 2~3년간 지속된 다른 연구에서도 참가자 대부분이 체중을 유지했으며, 당뇨병을 당뇨병 전단계나 정상으로 역전시킨 희망적인 결과가 보고되었습니다.

운동으로 췌장 지방을 감소시켜 췌장 세포의 기능을 향상시킨 연구도 있습니다. 28명의 건강한 사람과 26명의 당뇨병 전

---

* P Christensen et al. Men and women respond differently to rapid weight loss: metabolic outcomes of a multi-centre intervention study after a low-energy diet in 2500 overweight, individuals with prediabetes(PREVIEW). Diabetes Obese Metab. 2018:1~12.

단계/당뇨인에게 2주 동안 운동을 시켰습니다. 운동 전후 췌장 CT를 찍어 운동 후 췌장 지방량의 감소를 확인했습니다. 췌장 지방이 감소한 사람은 인슐린 감수성이 개선되고 기저 인슐린 분비량이 줄어 인슐린 대사가 호전되었습니다. 불과 2주의 운동만으로도 이런 변화가 왔다는 것이 중요합니다. 일정한 양의 운동을 규칙적으로 한다면 당뇨병 예방에 큰 도움이 될 것을 알 수 있습니다.*

당뇨병 전단계와 초기 당뇨병은 본인의 노력에 따라 탈출할 수 있습니다. 운동을 열심히 하든, 식사를 조절하든 일단 살을 빼는 것이 가장 중요합니다. 마른 체형의 당뇨병은 반대 방향으로 가야 하지만, 제2형 당뇨병의 대부분을 차지하는 비만형 당뇨병 전단계/당뇨인은 최우선적으로 살을 빼야 합니다.

포인트

✓ 당뇨병 전단계 탈출하기

- 금연한다.
- 술을 줄인다.
- 식사량을 줄인다.
- 규칙적으로 운동한다.
- 가급적 빠른 시간 내에 체중의 8% 이상을 감량한다.

당뇨병 전단계 또는 초기 당뇨인은 병을 직면하는 것이 두렵거나 귀찮아서 아무 것도 하지 않고 시간만 끌거나, 약을 먹지 않고 싶다는 마음에 사로잡혀 검증되지 않은 치료법을 찾는 경우가 있습니다. 당뇨병 (전단계) 탈출은 시간이 중요합니다. 때를 놓치지 말고 빨리 전문가인 의사를 찾아야 합니다. 필요하다면 약물요법을 쓰면서 생활습관을 근본적으로 개선해서 당뇨병 전단계/초기 당뇨병을 탈출하시기 바랍니다.

4 ◆ 당뇨약을 끊을 수 있을까?

당뇨병은 한번 걸리면 평생 약을 먹어야 한다.
치료를 잘 해도 어차피 합병증을 피할 수 없다.
신장과 심장과 뇌혈관에 문제가 생겨 고생한다.
발이 썩어 들어간다.
먹을 것도 제대로 못 먹다가 빨리 죽는다.

---

* MA Heiskanen et al. Exercise training decreases pancreatic fat content and improves beta cell function regardless of baseline glucose tolerance: a randomized controlled trial. Diabetologia 2018;61:1817~1828.

당뇨병에 대한 통념입니다. 이렇다할 치료법이 없었던 과거에는 크게 틀린 생각도 아니었습니다. 불과 100년 전까지도 당뇨병은 죽는 병이었습니다. 아무리 먹어도 배가 고프고, 몸이 마르고, 소변을 많이 보다 말라 죽는다는 것이 당시의 통념이었습니다. 그러나 캐나다에서 인슐린이 발명된 후에는 어렵지만 관리할 수 있는 병으로 변했습니다. 당뇨병에 대해 연구가 진행되고 새로운 약과 치료법이 계속 나오면서 관리도 점점 쉬워지고 있습니다.

'팔이 잘린 후 다시 자라지 않는 것은 팔이 잘리면 다시 자라지 않는다는 고정관념 때문이다.' 독일의 어떤 의사가 한 말입니다. 물론 과장이지만 고정관념이 치료의 큰 장애물이라는 뜻으로 새겨들을 필요가 있습니다. 당뇨병도 마찬가지입니다. 죽는 병은 아니지만 평생 약물로 관리해야 합니다. 열심히 관리한다고 해서 당뇨병이 완치되는 경우는 상상할 수 없습니다. 그러나 그것도 어쩌면 고정관념일지 모릅니다. 어느 분야든 고정관념을 버리고 한계에 도전하는 개척자가 있습니다. 당뇨병 연구자 중에도 당뇨병 완치에 도전한 사람들이 있었습니다. 그들 덕분에 이제는 '어쩌면 나을 수도 있지 않을까'라는 혁명적인 생각이 서서히 고개를 들고 있습니다.

그렇다면 당뇨병을 완치할 수 있을까요? 그런 경우도 있지만 아직은 아주 드뭅니다. 몇몇 연구에서 1,000칼로리의 저열량 식사와 엄청난 운동을 통해 체중을 거의 20 kg 감량하자 그중 극소수의 당뇨인이 완치되었습니다. 하지만 완치는 정말 어렵습니다. 인터넷에 보면 당뇨병을 완치시킨다고 선전하는 의사, 심지어 의사 아닌 사람들이 많습니다. 이런 사람들에게 속아 적절한 치료 시기를 놓치고, 소중한 건강과 돈을 잃지 마시기 바랍니다. 그렇다면 완치까지는 몰라도 당뇨약을 끊을 수는 없을까요? 생활을 건강하게 바꾸어 약 없이 혈당이 조절되는 상태를 완화라고 합니다. **완치**cure는 그야말로 당뇨병이 없어지는 상태이며, **완화**remission는 당뇨약을 먹지 않고도 당화혈색소가 6.5% 미만을 유지하는 상태입니다. 식사를 과하게 하거나 생활습관이 안 좋아지면 혈당이 일시적으로 오르다가 나중에는 다시 당뇨병으로 퇴행합니다. 그러나 이것만 해도 많이 발전한 것입니다. 완치는 어렵지만 완화는 몇 가지 방법으로 가능합니다.

근본적인 방법은 수술입니다. 흔히 대사수술 또는 비만수술 bariatric surgery이라고 하여 위의 일부를 절제하고 소장으로 가는 길을 우회하는 방법입니다. 그러나 초고도비만이 아니라면 위험한 수술을 감행하기는 어렵습니다. 수술 후 식후혈당이 갑자기 떨어지는 덤핑 증후군이나 미량 영양소의 흡수장애가 생길 수도 있고, 수술 합병증도 완전히 배제할 수 없습니다. 일단 수술을 하면 되돌릴 수 없기 때문에 신중하게 생각해야 합니다. 그러나 최근 수술 경험이 쌓이면서 약으로 도저히 해결할 수 없는 초고도비만 제2형 당뇨병 환자에게는 좋은 선택이 될 수도 있습니다. 2019년부터 고도비만이 동반된 제2형 당뇨병 환자는 보험이 적용되기 때문에 우리나라에서도 수술을 선택하는 사람이 조금씩 늘고 있습니다.

수술과 같은 극단적인 방법 말고는 없을까요? 살을 빼는 방법이 가장 유력합니다. 몇 년 전 스코틀랜드에서 당뇨병 치료의 이정표가 될 중요한 연구가 시작되었습니다. 당뇨인의 체중을 크게 감량하여 약을 쓰지 않고 혈당을 조절할 수 있는지 알아보는 DiRECT 연구입니다. 제2형 당뇨병을 진단받은 지 6년 미만이며 비만한 300여 명의 남녀를 무작위로 나누어 한쪽은 약물치료를 계속하고, 다른 한쪽은 약을 끊고 하루 약 850칼로리의 초저열량 식사로 초기에 급격한 체중감량을 유도한 후 점차 정상 식사를 제공했습니다. 2019년에 발표된 2년간의 결과를 보면 놀랍습니다. 2년 동안 15 kg 이상 감량을 유지한 사람의 70%가 당뇨병 완화에 도달했습니다. 초기 체중이 높을수록, 당뇨병 유병 기간이 짧을수록, 체중을 많이 감량할수록, 나이가 젊을수록 당뇨병 완화 가능성이 높았습니다. 1년째 당뇨병이 완화되었다가 2년째 실패한 사람들은 체중이 늘었기 때문이었습니다. 체중을 되도록 많이 감량하고, 길게 유지한 사람은 완화 상태를 계속 유지했습니다. 이런 방법으로 많은 사람이 혈압약과 당뇨약을 끊고도 당화혈색소 6.5%를 유지할 수 있었습니다. 이 연구는 5년 정도 지속될 예정인데 매년 중간 결과를 학회나 논문을 통해 발표합니다. 당뇨병 치료 패러다임의 중대한 변화를 선포하는 새로운 장이 될 것으로 보입니다.[*]

> ▶ 유튜브 닥터 조홍근의 알기 쉬운 당뇨, 심장병 이야기 92번 동영상 '당뇨병 완치가 가능한가요?'

최근 놀랍게도 완화를 목표로 한다면 그렇게 초인적인 노력까지 하지 않아도 된다는 연구가 발표되었습니다.[**] 영국 동

---

[*] M.E.J. Lean et al. Durability of a primary care-led weight-management intervention for remission of type 2 diabetes:2-year results of the DiRECT open-label, cluster randomized trial. The lancet diabetes & endocrinology. 2019. March 06.

[**] H.Dambha-Miller et al. Behaviour change, weight losss and remission of type 2 diabetes: a community-based prospective cohort study. Diabetic Medicine 2019.Oct.

부의 1차 의료기관에서 당뇨병 진단을 받은 지 1년 미만이며 체질량지수가 33.3 정도로 비만한 당뇨인에게 통상적인 치료를 하면서 5년을 추적 관찰했습니다. 약 30%의 당뇨인이 완화에 성공했습니다. 진단 1년 이내에 체중의 10% 이상을 줄인 사람이 완화에 성공한 경우가 많았습니다. 지원팀이 참여자를 특별히 관리하거나, 초저칼로리 음식을 특별 제공하거나, 운동 지원 없이 실제 생활에서 달성한 결과라서 더욱 의미가 깊습니다. 운동으로든, 음식으로든 체중을 10%만 감량하면 당뇨병이 완화되었다는 것도 중요합니다. 당뇨약 없이 정상 혈당을 유지하려면 당뇨병을 조기에 진단하는 데 그치지 않고, 진단 즉시 약물, 운동, 식사 등의 방법을 총동원하여 적극적으로 치료해야 합니다.

이런 현상은 동양과 서양이 마찬가지입니다. 실제로 저희 병원에서도 젊고 비만하며, 당뇨병이 생긴 지 얼마 안 되는 사람이 작심하고 초기에 10% 이상 체중 감량에 성공하면 당뇨약을 끊는 경우가 많습니다. 단, 이 연구들은 서양의 비만한 제2형 당뇨인을 대상으로 한 것이라 몇 가지 점에 주의해야 합니다. 우리나라의 제2형 당뇨인은 서양인에 비해 췌장 기능이 약합니다. 서양인은 비만해도 췌장의 인슐린 분비능이 쉽게 약화되지 않으며, 살을 빼면 췌장 기능이 쉽게 회복됩니다. 그러나 우리나라 사람은 비만해지면 얼마 못 가 췌장 기능이 저하됩니다. 체중을 감량했다고 서양인과 똑같이 췌장 기능이 회복되리라 기대할 수는 없습니다. 또한 우리나라에는 서양인에 비해 마른 당뇨병이 많습니다. 마른 당뇨병은 살을 빼면 더 나빠지는 경우가 많기 때문에 다른 전략이 필요합니다.

> **포인트**
>
> **v 제2형 당뇨병 완화의 가능성이 높은 사람**
>
> - 당뇨병이 생긴 지 몇 년 안 되는 사람
> - 비교적 젊은 사람
> - 체중이 많이 나가는 사람
> - 초기에 약과 운동과 식사로 10% 이상의 체중감량이 유지되는 사람

닥터 조홍근의 당뇨병 거뜬히 이겨내기

1판 1쇄 발행 2020년 11월 1일
1판 3쇄 발행 2023년 7월 1일

지은이 조홍근
발행인 원경란
기획 강병철
편집 양현숙
디자인 노지혜
펴낸곳 꿈꿀자유 서울의학서적
주소 제주특별자치도 제주시 국기로 14 105-203
전화 편집부 010-5715-1155 ㅣ 마케팅부 070-8226-1678 ㅣ 팩스 0505-302-1678
이메일 smbookpub@gmail.com
등록 2012. 05. 01 제 2012-000016호

저작권자 © 조홍근, 2020

ISBN 979-11-87313-37-3 (93510)

* 이 책은 꿈꿀자유 서울의학서적이 저작권자와의 계약에 따라 발행한 것이므로 출판사의 서면 허락없이는 어떠한 형태나 수단으로도 이 책의 내용을 이용할 수 없습니다.
* 잘못된 책은 구입하신 서점에서 바꾸어드립니다.
* 값은 표지에 있습니다.